中医

特效

大全 处方

赵春杰 ◎ 编著

华龄出版社
HUALING PRESS

图书在版编目（CIP）数据

中医特效处方大全 / 赵春杰编著 . –– 北京 : 华龄
出版社 , 2024.6

ISBN 978-7-5169-2773-1

Ⅰ . ① 中⋯ Ⅱ . ① 赵⋯ Ⅲ . ① 验方—汇编—中国
Ⅳ . ① R289.5

中国国家版本馆 CIP 数据核字 (2024) 第 106180 号

责任编辑　郑　雍　　　　　　　　　责任印制　李未圻

书　名　中医特效处方大全　　　　　作　者　赵春杰

出　版
　　　　华龄出版社
发　行　HUALING PRESS

社　址　北京市东城区安定门外大街甲 57 号　　邮　编　100011
发　行　（010）58122255　　　　　　传　真　（010）84049572
承　印　水印书香（唐山）印刷有限公司
版　次　2024 年 6 月第 1 版　　　　印　次　2024 年 6 月第 1 次印刷
规　格　710mm × 1000mm　　　　　开　本　1/16
印　张　14　　　　　　　　　　　　字　数　280 千字
书　号　ISBN 978-7-5169-2773-1
定　价　68.00 元

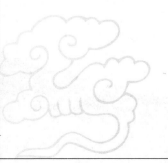

前言

　　本书汇集了古今名医经验之精华，治疗常见疾病的名方、验方，内容以临床学科为纲，以病统方，以方为主，共精选了古代、近代、现代名老中医验方300余首，涉及内科、外科、五官科、骨伤科、妇科等临床学科，既有常见病、多发病，又有疑难重症。每选一方，均按"方名、功效、方源、方歌、组成、用法、方解、主治、加减"9项内容依次排列，条分缕析，井然有序。本书在编写过程中，力求精而不繁，博而不杂，内容简明扼要，方切实用，务求高效。本书所选方剂均为验证方，针对性强，具有临床实用价值，可作为基层中医师、院校学生及普通患者和家属的参考用书。

　　对本书中介绍的方剂如有不解之处，须请专业医师指导，切不可盲目用药，以免造成意外。

　　由于我们水平有限，书中难免存在缺点和错误，希望广大读者批评指正，提出宝贵意见，以便进一步修改完善。

编　者

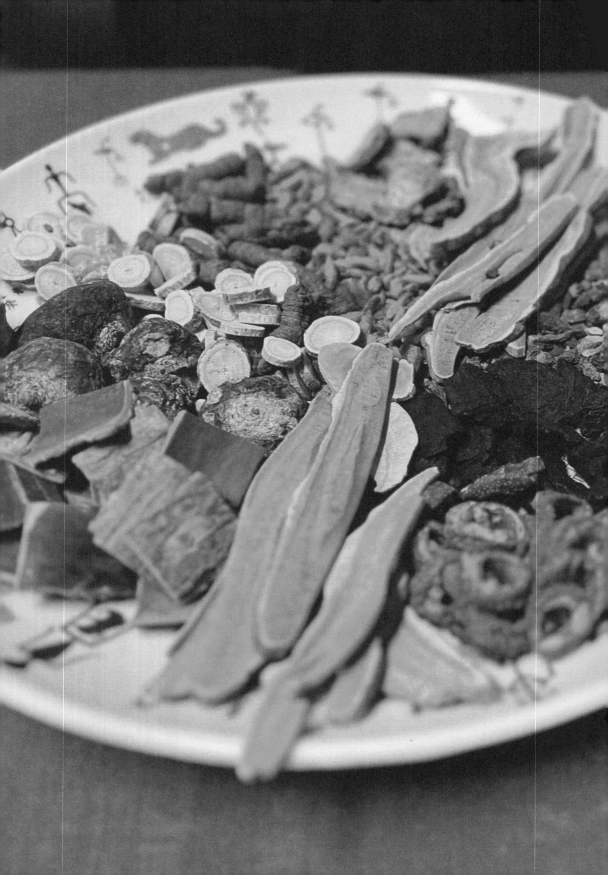

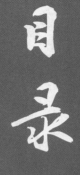

目录

第一章
内科病特效处方

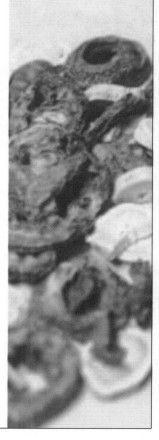

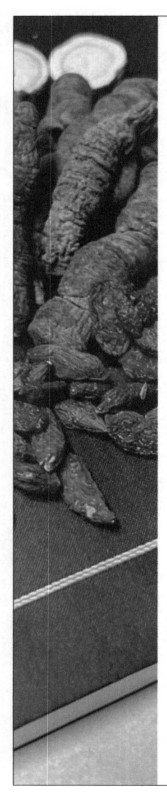

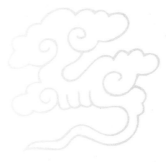

第二章
外科病特效处方

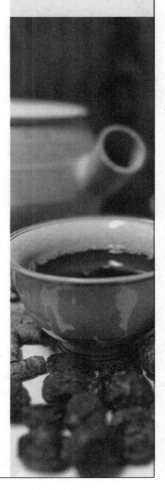

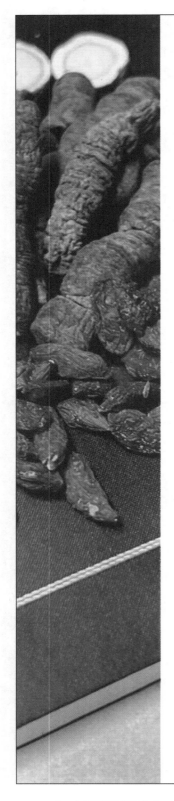

第三章
五官科疾病特效处方

第四章

骨伤科疾病特效处方

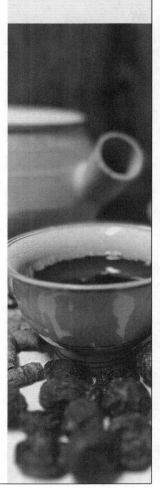

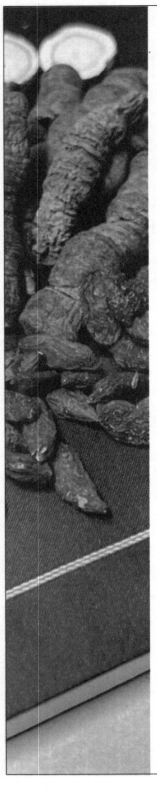

第五章
妇科疾病特效处方

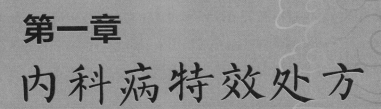

第一章
内科病特效处方

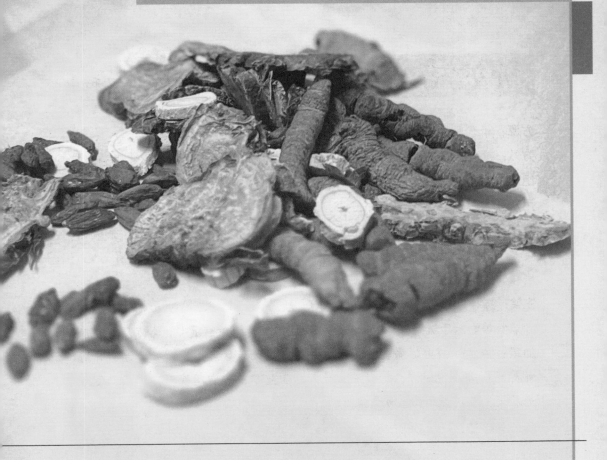

感冒

感冒是呼吸道常见疾病，四季均可发生。主要由于患者免疫功能下降，卫外功能减弱而致使风寒、风热、暑湿外感。常见有头痛、四肢酸痛、发热、畏寒、乏力、鼻塞、流涕、咳嗽。部分患者还伴有食欲差、恶心、腹泻、呕吐等症状。中医认为，此病是因外邪侵袭卫表，机体正气不足，卫表不固致邪内侵所致。治疗以解表宣肺为原则，但应分清风寒、风热与暑湿及兼夹病邪的不同，而分别采用辛温解表、辛凉解表和解表清暑祛湿等治法祛除表邪，时邪病毒又当以清热解毒为治疗重点。

新加香薷饮　　解表祛暑，化湿和中

方源： 清代吴鞠通《温病条辨》

方歌： 新加香薷饮连翘，银花厚朴扁豆花，五味相伍祛暑剂，解表化湿和中求。

组成： 香薷、白扁豆花、厚朴各6克，金银花、连翘各9克。

用法： 水煎服。

方解： 方用香薷解表祛暑为主药；配以白扁豆花、厚朴和中化湿，金银花、连翘清热解毒，均为辅药。此方既能发汗解热，又能抑菌、抗病毒，并可健胃、利尿，故有祛暑化湿之功。

主治： 伤暑感冒。症见发热、微恶风寒、烦渴、汗出、头痛、呕恶、腹泻、尿黄、脉濡数等。对于流行性感冒，不论发病季节，只要兼有湿邪，本方疗效亦佳。

加减： 若肢体酸重疼痛较甚，加藿香、佩兰；若暑湿偏盛，加黄连、青蒿、鲜荷叶；若小便短赤，加滑石、甘草、赤茯苓；若胸闷脘痞，腹胀、便溏，加苍术、草豆蔻、法半夏、陈皮。

荆防败毒散　　发散风寒，解表祛湿

方源： 明代张时彻《摄生众妙方》

方歌： 荆防败毒草苓芎，羌独柴前枳桔同，疮疡痢疾表寒证，散风祛湿功效宏。

组成： 荆芥、防风、茯苓、独活、柴胡各10克，前胡、川芎、枳壳、羌活、桔梗各6克，甘草3克。

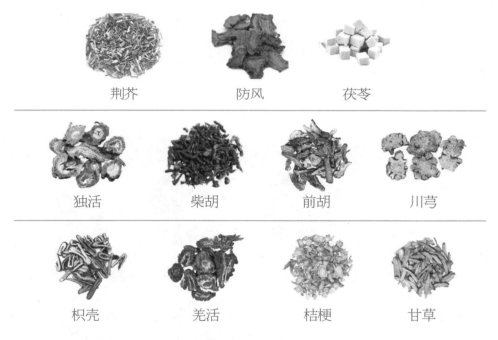

荆芥　　　　　防风　　　　　茯苓

独活　　　柴胡　　　前胡　　　川芎

枳壳　　　羌活　　　桔梗　　　甘草

用法： 上药用水300毫升，煎至240毫升，温服。

方解： 本方以荆芥、防风解表散寒；柴胡解表疏风；羌活、独活散寒除湿，为治肢体疼痛之要药；川芎活血散风止头痛；枳壳、前胡、桔梗宣肺利气；茯苓、甘草化痰和中。

主治： 流感、感冒初起。症见恶寒、发热、无汗、剧烈头痛、肌肉关节酸痛，舌苔白腻，脉浮或浮数者。

加减： 若鼻塞流涕重者，加辛夷、苍耳子；若恶寒严重，可加麻黄、桂枝；若咽痒、咳嗽明显，加细辛、金沸草；若周身酸痛，加独活；若头项强痛，加白芷、葛根；若兼有胸闷痞满，不思饮食，舌苔白腻，可加广藿香、苍术、厚朴。

葱豉桔梗汤

辛凉解表，清热泻火

方源：《重订通俗伤寒论》

方歌：葱豉桔梗薄荷翘，栀子竹叶加甘草；热邪束表嗽咽痛，风温初起此方疗。

组成：鲜葱白10克，淡豆豉15克，鲜竹叶12克，焦栀子9克，连翘6克，桔梗、薄荷叶各5克，甘草3克。

用法：水煎服。

方解：方中主药鲜葱白、淡豆豉，解肌发表，疏风散邪；辅以薄荷叶、桔梗散风清热；连翘、焦栀子、甘草清热解毒，桔梗以清利咽喉；鲜竹叶清心除烦。

主治：风热感冒。症见发热，微恶风寒，咳嗽咽痛，口渴，脉浮数。

加减：咳甚痰多，加苦杏仁、化橘红；热盛化火，加黄芩、绿豆；鼻衄，加生侧柏叶、鲜茅根。

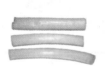 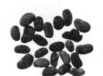 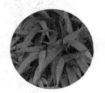

| 鲜葱白 | 淡豆豉 | 鲜竹叶 | 焦栀子 |

 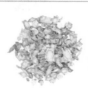 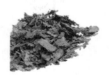

| 连翘 | 桔梗 | 薄荷叶 | 甘草 |

参苏饮

益气解表，理气化痰

方源：宋代陈师文《太平惠民和剂局方》

方歌：参苏饮内用陈皮，枳壳前胡半夏宜，干葛木香甘桔茯，内伤外感此方求。

组成： 人参、紫苏叶、葛根、姜半夏、前胡、茯苓各9克，木香、枳壳各12克，桔梗6克，炙甘草、陈皮各9克。

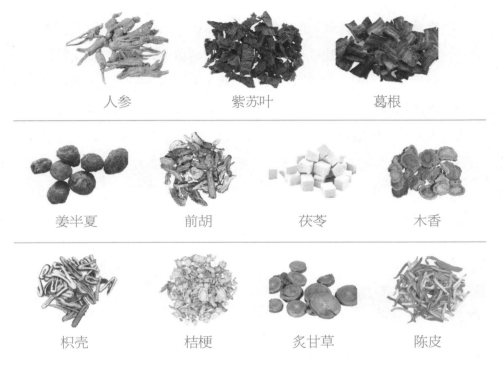

人参　　　　　　　紫苏叶　　　　　　　葛根

姜半夏　　　前胡　　　茯苓　　　木香

枳壳　　　桔梗　　　炙甘草　　　陈皮

用法： 上药共研为粗末。每服12克，加生姜3片，大枣1枚。水煎服。现多改用饮片作汤剂，水煎服。

方解： 方用紫苏叶、葛根、前胡发汗解表以散风寒；人参、茯苓、炙甘草益气健脾以扶体弱；陈皮、姜半夏除痰止呕；枳壳、桔梗利膈宽胸，前胡配桔梗升降肺气以化痰止咳；木香行气破滞，姜枣调和营卫。诸药合用，散风寒而和营卫，除痰饮而止咳呕，行气滞而理胃肠，表里虚实兼治，重在扶正解表，作用较为温和，故于老幼体弱，外感风寒、寒热咳呕，痰多胸满者最宜。

主治： 气虚感冒，内有痰湿证。症见恶寒发热，无汗头痛，咳嗽痰白，倦怠乏力，苔白，脉弱。

加减： 如见气虚不足，加黄芪；痰多壅肺，加葶苈子、白芥子；咳痰不畅，加紫菀、款冬花；脘腹胀满，加莱菔子、大腹皮、槟榔；恶寒无汗，加麻黄、葱白；胸闷不舒，加瓜蒌、厚朴。

咳嗽

咳嗽是机体对侵入气道的病邪的一种保护性反应。古人以有声无痰谓之咳，有痰无声谓之嗽。临床上二者常并见，通称为咳嗽。根据发作时特点及伴随症状的不同，一般可以分为风寒咳嗽、风热咳嗽及痰热咳嗽三种类型。中医认为，咳嗽的病位在肺，由于肺失宣降、肺气上逆、肺气宣降功能失常所致。外感新病多属邪实，治疗当祛邪利肺，内伤多属邪实正虚，治当祛邪止咳，扶正补虚，分主次处理。

桑菊饮　　　　疏风清热，宣肺止咳

方源：清代吴鞠通《温病条辨》

方歌：桑菊饮中桔梗翘，杏仁甘草薄荷绕；芦根为引轻清剂，热盛阳明入母膏。

组成：桑叶7.5克，菊花3克，杏仁、桔梗、芦根各6克，连翘5克，薄荷、甘草各2.5克。

用法：水煎服。

方解：方中桑叶、菊花甘凉轻清，疏散上焦风热，且桑叶善走肺络、清泻肺热为主药。辅以薄荷助桑、菊花疏散上焦之风热；杏仁、桔梗以宣肺止咳；连翘苦寒清热解毒，芦根甘寒清热生津止渴，共为佐药；甘草调和诸药，且有疏风清热、宣肺止咳作用，为使药。诸药配合，有疏风清热，宣肺止咳之功。

主治：风热咳嗽。症见咳嗽，发热不甚，微渴，脉浮数。

加减：咳嗽甚，加前胡、枇杷叶、浙贝母清宣肺气，化痰止咳；痰黄稠、肺热甚，加黄芩、知母、石膏清肺泄热；表热甚，加金银花、荆芥、防风疏风清热。

通宣理肺丸

解表散寒，宣肺止嗽

方源： 明代王肯堂《六科准绳》

方歌： 通宣理肺倍苏叶，麻黄杏桔半陈结，前苓壳苓加甘草，风寒咳嗽痰白者。

组成： 紫苏叶180克，前胡、桔梗、麻黄、陈皮、茯苓、枳壳（麸炒）、黄芩各120克，苦杏仁、甘草、半夏（制）各90克。

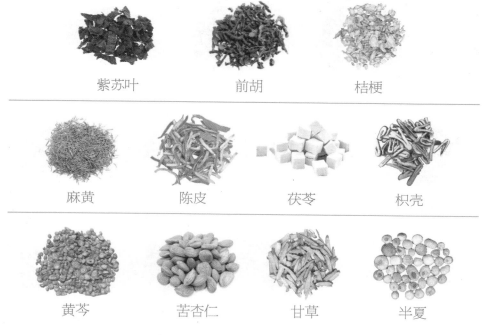

紫苏叶	前胡	桔梗

麻黄	陈皮	茯苓	枳壳

黄芩	苦杏仁	甘草	半夏

用法： 上十一味制成粉末。每100克粉末用炼蜜35～45克加适量的水泛丸，干燥，制成水蜜丸；或加炼蜜130～160克制成大蜜丸。水蜜丸每次7克，大蜜丸每次2丸，每日2～3次。

方解： 方中紫苏叶、麻黄性温辛散，疏风散寒，发汗解表，宣肺平喘，共为君药。前胡、苦杏仁降气化痰平喘，桔梗宣肺化痰利咽，三药相伍，以复肺脏宣发肃降之机；陈皮、半夏燥湿化痰，茯苓健脾渗湿，以绝生痰之源，共为臣药。黄芩清泻肺热，以防外邪内郁而化热，并防麻黄、半夏等温燥太过，枳壳理气，使气行则痰化津复，共为佐药。甘草化痰止咳，调和诸药，为佐使药。

主治： 风寒咳嗽。症见恶寒重，发热轻，咳嗽气促，咳吐白痰，鼻塞声重。

清金化痰汤

清热化痰，肃肺止咳

方源： 明代叶文龄《医学统旨》

方歌： 清金化痰黄芩栀，桔梗麦冬桑贝知，瓜蒌橘红茯苓草，痰火犯肺咳嗽止。

组成： 黄芩、栀子、桔梗、桑白皮、茯苓各10克，麦冬（去心）12克，知母、贝母、甘草各5克，瓜蒌仁（炒）15克，橘红6克。

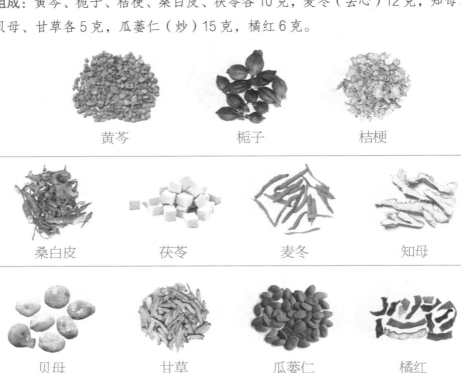

黄芩	栀子	桔梗

桑白皮	茯苓	麦冬	知母

贝母	甘草	瓜蒌仁	橘红

用法： 水煎服。

方解： 方中黄芩、栀子、知母清热解毒，消除病因，解其郁热；瓜蒌仁、贝母、麦冬润肺化痰。肺气不宣，用桔梗开之；肺气不降，用桑白皮降之；气机不畅，用橘红行之；津不通调，用茯苓利之；咳因气道挛急，复用甘草缓之。诸药合用，热清痰去，肺功恢复，津气通调，咳痰自愈。

主治： 痰热咳嗽。咳痰黄稠，舌红苔黄，脉濡数。

加减： 痰黄如脓或腥臭，酌加鱼腥草、金荞麦根、薏苡仁、冬瓜子清热化痰解毒；痰热甚者，可加竹沥水、天竺黄、竹茹清热化痰，以增强清热化痰止咳之力。

喘证

　　喘证是以呼吸困难，甚至张口抬肩、鼻翼煽动、不能平卧等为主要临床表现的病证。喘证常由多种疾患引起，病因复杂，主要为外邪侵袭肺脏、饮食不当、情志失调、素体虚弱等引起肺失宣降、肺气上逆或肺肾出纳失常所致。病机性质有虚实两方面，有邪者为实，因邪壅于肺，宣降失司所致；无邪者属虚，因肺不主气，肾失摄纳而成。喘证有虚实之分，实喘治肺，主要是祛邪利气；虚喘治在肺肾，以肾为主，主要是培补摄纳。

葶苈大枣泻肺汤　泻肺行水，降气平喘

方源： 汉代张仲景《金匮要略》

方歌： 喘而不卧肺成痈，口燥胸痛数实呈，葶苈一丸十二枣，雄军直入夺初萌。

组成： 葶苈子 15 克（熬令黄色，捣丸，如弹子大），大枣 12 枚。

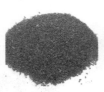　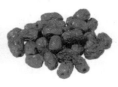

葶苈子　　　　大枣

用法： 水煎服。

方解： 方中葶苈子苦寒，泻肺热，降肺逆，利水消痰，行皮间水气而消肿，为君药。大枣补益中气，助脾益肺，防葶苈子峻烈伤正，为佐使药。

主治： 水凌心肺型哮喘。症见痰涎壅肺，咳喘胸满，气急浮肿，苔腻，脉滑。

加减： 若发热喘促较重，合麻杏甘石汤以清热平喘；若痰多喘逆明显，合三子养亲汤以降气化痰；若喘不得卧，手足逆冷，合参附汤以益气回阳。

桑白皮汤

清肺降气，化痰止嗽

方源： 明代徐春甫《古今医统大全》

方歌： 桑白皮汤痰热疗，芩连栀子将火扫，苏子杏仁降肺逆，贝母半夏用之巧。

组成： 桑白皮、半夏、紫苏子、杏仁、贝母、栀子、黄芩、黄连各2.4克。

用法： 加姜3片，水煎服。

方解： 方中桑白皮泻肺平喘，利水消肿，为君药；臣以黄芩、黄连、栀子，以清泄痰热，热退则无以炼津生痰，咳喘自除；贝母、杏仁、半夏、紫苏子，平喘、祛痰、清三焦之热。诸药共奏涤痰清热、止咳平喘之功。

主治： 肺气有余，痰火盛而作喘者。症见喘咳，痰多质黏色黄，舌红，苔黄腻，脉滑数。

加减： 喘甚痰多、黏稠色黄，加葶苈子、海蛤壳、鱼腥草、冬瓜仁、薏苡仁；身热重，加石膏。

桑白皮

半夏

紫苏子

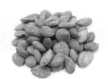
杏仁

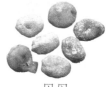
贝母

栀子

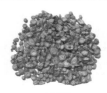
黄芩

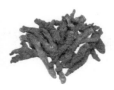
黄连

麻黄汤

发汗解表，宣肺平喘

方源： 汉代张仲景《伤寒论》

方歌： 麻黄汤中臣桂枝，杏仁甘草四般施；发汗解表宣肺气，伤寒表实无汗宜。

组成：麻黄（去节）9克，桂枝（去皮）、杏仁（去皮尖）各6克，甘草（炙）3克。

用法：水煎服。

方解：方中麻黄、桂枝宣肺散寒解表；杏仁、甘草化痰利气。四药配伍，表寒得散，营卫得通，肺气得宣，则诸症可愈。

主治：外感风寒表实证。症见恶寒发热，无汗而喘，脉浮紧。

加减：若喘急胸闷、咳嗽痰多、表证不甚者，去桂枝，加紫苏子、半夏以化痰止咳平喘；若鼻塞流涕重者，加苍耳子、辛夷以宣通鼻窍。

五磨饮子　　顺气降逆，宽胸散结

方源：明代吴昆《医方考》

方歌：降气沉香用槟榔，顺气乌药及木香，枳实破滞酒和阴，药量等分细审详。

组成：木香、沉香、槟榔、枳实、乌药各6克。

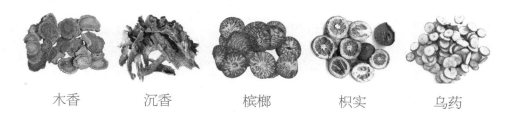

木香　　　沉香　　　槟榔　　　枳实　　　乌药

用法：将药研为细散状，以白酒磨服，每次6克，每日分早、晚2次服。

方解：方中主药沉香、乌药降气调肝；辅以槟榔、枳实、木香行气破滞。诸药合用，共奏顺气降逆、宽胸散结之功效。

主治：肝气乘肺型哮喘。

加减：心悸、失眠，加百合、酸枣仁、合欢花等宁心安神；肝郁气滞较甚，加柴胡、郁金、青皮等疏肝理气之品以增强解郁之力。

肺胀

肺胀是多种慢性肺系疾患反复发作，迁延不愈，致使肺气胀满，不能敛降的一种病证。临床表现为胸部膨满，憋闷如塞，喘息上气，咳嗽痰多，烦躁，心悸，面色晦暗，或唇甲紫绀，脘腹胀满，肢体浮肿等。本病的发生多因久病肺虚，致痰瘀潴留，肺气壅滞，肺不敛降，气还肺间，胸膛胀满而成，并逐渐损及脾肾与心，每因复感外邪诱使病情发作或加剧。治疗宜视肺、脾、肾虚损之轻重分别予以补益调理之剂，如补肺、健脾、益肾等法。

六君子汤　　　　健脾益气，和胃化痰

方源：宋代陈师文《太平惠民和剂局方》

方歌：六君子汤四君先，益以陈夏姜枣添，脾失健运腹胀满，呕吐吞酸此方煎。

组成：人参、茯苓、炙甘草、陈皮各3克，白术、半夏各4.5克。

用法：加大枣2枚，生姜3片，水煎服。

方解：方中以四君子汤益气健脾，脾气健运则气行湿化，以杜生痰之源；重用白术，较四君子汤燥湿化痰之力益胜；半夏辛温而燥，为化湿痰之要药，并善降逆和胃止呕；陈皮既可调理气机以除胸脘痞闷，又能止呕以降胃气，还能燥湿化痰以消湿聚之痰，所谓"气顺而痰消"。

主治：痰瘀伏肺型肺胀。症见面色萎黄，咳嗽胸闷，痰多稀白，不思饮食，舌淡，苔白腻，脉虚。

加减：阳虚寒象明显者，加桂枝、附子等。

麻杏石甘汤　　　　辛凉宣泄，清肺平喘

方源：汉代张仲景《伤寒论》

方歌：伤寒麻杏石甘汤，汗出而喘法度良；辛凉疏泄能清肺，定喘除烦效力张。

组成：麻黄、杏仁各9克，炙甘草6克，石膏24克。

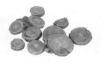

| 麻黄 | 杏仁 | 炙甘草 | 石膏 |

用法：水煎服。

方解：方用麻黄为君，取其能宣肺而泄邪热，是"火郁发之"之义。但其性温，故配伍辛甘大寒之石膏为臣药，而且用量倍于麻黄，使宣肺而不助热，清肺而不留邪，肺气肃降有权，喘急可平，是相制为用。杏仁降肺气，用为佐药，助麻黄、石膏清肺平喘。炙甘草既能益气和中，又与石膏合而生津止渴，更能调和于寒温宣降之间，所以是佐使药。

主治：痰热内壅型肺胀。症见身热，喘急，口渴，脉数。

加减：若痰黏稠、胸闷，加瓜蒌、贝母、黄芩以清热化痰，宽胸利膈。

五味子汤   益气生津，敛肺止咳

方源：明代王肯堂《证治准绳》

方歌：五味子汤麦人参，杏仁陈皮枣姜随，益气养阴佐敛肺，临证加减宜变通。

组成：人参、五味子、杏仁各6克，麦冬、陈皮各3克，生姜3片，大枣2枚。

用法：水煎服。

方解：方用人参、麦冬益气养阴，五味子敛肺止咳，杏仁、陈皮、生姜温散寒痰、宣肺止咳，大枣培中。诸药合用，治疗久咳不止，气阴两虚之病症。

主治：气阴两虚型肺胀。症见久咳不止，少痰，喘促自汗，口舌干燥，脉虚而数。

加减：痰中带血者，加藕节、白茅根、侧柏叶、血余炭；伴盗汗者，加糯稻根、浮小麦、碧桃干、麻黄根；若见久咳肺肾两虚者，加胡桃肉、补骨脂、紫河车、蛤蚧等；口干甚者，加天花粉、玉竹、生地黄、石斛；肺气虚者，加白术、山药。

肺痨

肺痨是指由于正气不足，感染痨虫，侵蚀肺脏所致的具有传染性的一种慢性虚弱性疾患，以咳嗽、咯血、潮热、盗汗及身体逐渐消瘦为其主要临床特征。因痨虫蚀肺，劳损在肺，故称肺痨。肺痨的致病因素，不外内外两端。外因系指传染痨虫，内因则为正气虚弱，两者相互为因，痨虫传染是不可或缺的外因，正虚是发病的基础。痨虫蚀肺后，聚津成痰，蕴而化热，耗损肺阴，进而演变发展，可致阴虚火旺，或致使气阴两虚，甚则阴损及阳。治疗原则为补虚培元和治痨杀虫。

百合固金汤　　滋养肺肾，止咳化痰

方源： 明代周之千《周慎斋遗书》

方歌： 百合固金二地黄，玄参贝母桔甘藏，麦冬芍药当归配，喘咳痰血肺家伤。

组成： 百合12克，熟地黄、生地黄、麦冬、当归各9克，贝母、桔梗、白芍各6克，甘草、玄参各3克。

用法： 水煎服。

方解： 本方以百合、麦冬、玄参、生地黄、熟地黄滋阴清热，养阴生津，当归、白芍柔润养血，贝母、甘草肃肺化痰止咳。方中之桔梗其性升提，于咯血不利，在此宜去。

主治： 肺肾阴亏、虚火上炎者。症见咳嗽气喘，咽喉燥痛，舌红少苔，脉细数。

加减： 若咳喘甚，可加杏仁、五味子、款冬花以止咳平喘；若痰多而色黄，加胆南星、黄芩、瓜蒌皮以清肺化痰；若咳血重，可去桔梗，加白及、白茅根、仙鹤草以止血。

月华丸

补虚抗结核，滋阴镇咳

方源： 清代程钟龄《医学心悟》

方歌： 月华丸方擅滋阴，二冬二地沙贝苓。山药百部胶三七，獭肝桑菊保肺金。

组成： 天冬、生地黄、麦冬、熟地黄、山药、百部、沙参、川贝母、阿胶各30克，茯苓、獭肝、三七各15克。

用法： 用白菊花60克（去蒂），桑叶60克（经霜者）熬膏，将阿胶化入膏内和药，稍加炼蜜为丸，如弹子大。每服1丸，含化，每日3次。

方解： 方中麦冬、天冬、生地黄、熟地黄沙参养阴润肺，为君药；百部、川贝母化痰止血；獭肝、阿胶补肺养血止血，共为臣药。山药、茯苓健脾益气，脾肺双补；桑叶、白菊花清肺热；三七化痛止血，共为佐药。全方配伍，共奏滋阴润肺，镇咳止血之效。

主治： 肺阴亏虚型肺痨。症见咽干口燥，久咳，痰中带血，舌红，脉细。

加减： 痰中带血较多，宜加白及、仙鹤草、白茅根、藕节等；若咳嗽频而痰少质黏，可加甜杏仁、贝母、海蛤壳、竹茹；若久咳不已、声音嘶哑，加诃子皮、木蝴蝶、凤凰衣等；若低热不退，可配银柴胡、地骨皮、功劳叶、胡黄连等。

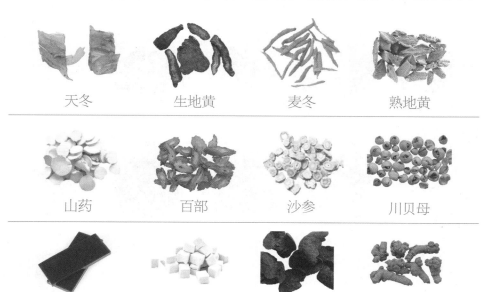

| 天冬 | 生地黄 | 麦冬 | 熟地黄 |

| 山药 | 百部 | 沙参 | 川贝母 |

| 阿胶 | 茯苓 | 獭肝 | 三七 |

保真汤

方源： 元代葛可久《劳证十药神书》

方歌： 保真肺痨气阴亏，参芪术草二地归，二苓二芍二冬柴，陈朴骨莲知柏味。

组成： 当归、人参、生地黄、熟地黄、白术、黄芪各9克，赤茯苓、白茯苓、甘草、陈皮、厚朴各4.5克，天冬、麦冬、赤芍、白芍、知母、黄柏、五味子、柴胡、地骨皮各6克。

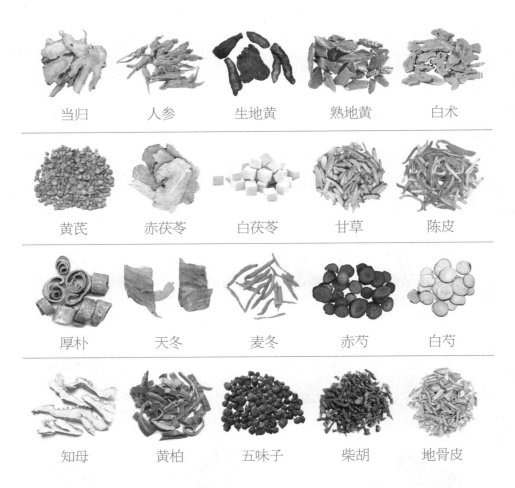

| 当归 | 人参 | 生地黄 | 熟地黄 | 白术 |

| 黄芪 | 赤茯苓 | 白茯苓 | 甘草 | 陈皮 |

| 厚朴 | 天冬 | 麦冬 | 赤芍 | 白芍 |

| 知母 | 黄柏 | 五味子 | 柴胡 | 地骨皮 |

用法： 加生姜3片、大枣5枚，水煎服。

方解： 方中人参、黄芪、白术、白茯苓、赤茯苓、甘草补肺益脾，培土生金；

天冬、麦冬、生地黄、熟地黄、当归、赤芍、白芍、五味子以育阴养营，填补精血；地骨皮、黄柏、知母、柴胡以滋阴清热；厚朴、陈皮理气运脾。并可加白及、百部以补肺杀虫。

主治： 气阴耗伤型肺痨。症见精神疲乏，胃纳减退，少气懒言，面色不华，脘腹胀闷，或虚烦不眠，自汗盗汗，骨蒸潮热，头晕目眩，耳鸣耳聋，记忆力差，脉细数。

加减： 若咳嗽痰稀，可加款冬花、紫菀、紫苏子温润止嗽；夹有湿痰症状，可加半夏、陈皮以燥湿化痰；咯血量多，可酌加花蕊石、蒲黄、仙鹤草、三七配合补气药以止血摄血。

补天大造丸

大补阴阳气血

方源： 清代程钟龄《医学心悟》

方歌： 补天参芪术苓山，酸枣远志杞龟甲，地芍鹿归河车紫，培补阴阳有情擅。

组成： 人参60克，黄芪（蜜炙）、白术各90克，当归（酒蒸）、酸枣仁、远志、白芍、山药、茯苓各45克，枸杞子、熟地黄各120克，紫河车1具，鹿角（熬膏）500克，龟甲（与鹿角同熬膏）240克。

用法： 以龟、鹿胶和药，加炼蜜为丸，每早开水下12克。

方解： 方中人参、黄芪、白术、山药、茯苓以补肺脾之气；白芍、熟地黄、当归、枸杞子、龟甲培补阴精以滋养阴血；鹿角、紫河车助真阳而填精髓；酸枣仁、远志敛阴止汗，宁心止悸。诸药合用，共其补气养血，补肾填精之功。

主治： 阴阳两虚型肺痨。症见头晕目眩，腰酸腿软，舌嫩红，少苔，脉细弱。

加减： 若肾虚气逆喘息，配冬虫夏草、蛤蚧、紫石英、诃子；心悸，加柏子仁、龙齿、丹参。

不寐

　　不寐是以经常不能获得正常睡眠为特征的一种病证。轻者入寐困难，或寐而易醒，或醒后不能再寐，抑或时寐时醒，重则彻夜不寐，常影响人们的正常工作、生活、学习和健康。发生多与饮食不节、情志失常、劳逸失调及病后体虚等因素有关。主要病机为脏腑功能失调、阴阳失衡。病位主要在心，与脾、胃、肝、肾等脏腑相关。本病治疗以补虚泻实，调整阴阳为基本原则。实证宜清心泻火，清火化痰，清肝泻热；虚证宜补益心脾，滋阴降火，益气镇惊。

黄连阿胶汤　　　　　　　　滋阴清火

方源：汉代张仲景《伤寒论》

方歌：黄连阿胶鸡子黄，黄芩芍药不可忘，滋阴泻火清虚热，交通心肾效力彰。

组成：黄连12克，白芍、黄芩各6克，阿胶9克，鸡子黄2个。

用法：先煎前3味，去渣取汁，阿胶烊化，再入鸡蛋黄搅匀，分早、晚2次温服。

方解：方中黄连、黄芩除热以坚阴；白芍、阿胶、鸡子黄滋肾阴而养血。其中，白芍佐阿胶，于补肾阴中敛阴气；鸡子黄佐黄芩、黄连，于泻心火中补阴血，故能心肾相交，水升火降。

主治：阴虚火旺不寐。症见心烦不眠，口干咽燥，舌红少苔，脉细数。

加减：若面热微红，眩晕，耳鸣，可加牡蛎、龟甲、磁石等以重镇潜阳，使阳升得平，阳入于阴，即可入寐。

交泰丸　　　　　　　　　　交通心肾

方源：明代韩懋《韩氏医通》

方歌：心肾不交交泰丸，一份肉桂十份连，怔忡不寐心阳亢，心肾交时自可安。

组成：黄连15克，肉桂1.5克。

用法：为末，炼蜜为丸。每服1丸，每日2次。

方解：方中重用苦寒、主入心经之黄连，清心降火除烦，为君药；配伍辛热、主入肾经之肉桂，引火归元，并防止黄连苦寒伤阳，

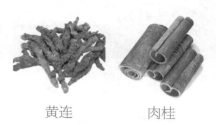

黄连　　　　肉桂

为佐药。二药相伍，使心火得降，肾阳得复，则肾水上腾于心，心火下达于肾，心肾相交，水火既济，则心神得安，不寐自除。

主治：心火偏亢、心肾不交所致不寐。症见心悸失眠，口舌生疮。

加减：若兼心阴不足，加生地黄、麦冬；兼肾阳不足，可加重肉桂用量。

温胆汤

理气化痰，和胃利胆

方源：宋代陈言《三因极一病证方论》

方歌：温胆夏茹枳陈助，佐以茯草姜枣煮，理气化痰利胆胃，胆郁痰扰诸证除。

组成：半夏、竹茹、枳实各6克，陈皮9克，茯苓4.5克，炙甘草3克。

用法：加生姜5片，大枣1枚，水煎服。

方解：方中半夏辛温，燥湿化痰，和胃止呕，为君药。臣以竹茹，取其甘而微寒，清热化痰，除烦止呕。半夏与竹茹相伍，一温一凉，化痰和胃，止呕除烦之功备；陈皮辛苦温，理气行滞，燥湿化痰；枳实辛苦微寒，降气导滞，消痰除痞。陈皮与枳实相合，亦为一温一凉，而理气化痰之力增。佐以茯苓，健脾渗湿，以杜生痰之源；煎加生姜、大枣调和脾胃，且生姜兼制半夏毒性。以炙甘草为使，调和诸药。诸药相合，化痰而不燥，清热而不过寒，使痰热得化，胆热得清，共奏理气化痰之功。

主治：痰热内扰型不寐。症见心烦不寐，眩悸呕恶，舌红，苔黄腻，脉滑数。

加减：若失眠重，加琥珀粉、远志以宁心安神；若心热烦甚，加黄连、栀子、豆豉以清热除烦；若惊悸重，加珍珠母、生牡蛎、生龙齿以重镇定惊。

头痛

头痛，亦称头风，是指眉弓以上至枕下部、颈上部范围内的疼痛，既可单独出现，亦可伴见于多种疾病的过程。头痛病因多端，按其性质可分为外感和内伤两大类。外感头痛属实证，治疗当以祛邪活络为主，视其邪气性质之不同，分别采用祛风、散寒、化湿、清热等法，外感以风为主，故强调风药的使用。内伤所致多属虚，治疗以补虚为要，视其所虚，分别采用益气升清、滋阴养血、益肾填精，若因风阳上亢则治以息风潜阳，因痰瘀阻络又当化痰活血为法。虚实夹杂，扶正祛邪并举。

芎芷石膏汤　　疏风散寒，清泻郁热

方源： 清代吴谦《医宗金鉴》

方歌： 芎芷石膏治头痛，发热恶风面目红，羌活菊花和藁本，此方能解风热情。

组成： 川芎、白芷、羌活、藁本各10克，菊花12克，石膏30克。

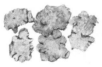
川芎　　白芷　　羌活

用法： 水煎服。

方解： 方中以川芎、白芷、

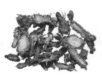
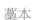
藁本　　菊花　　石膏

菊花、石膏为主药，以疏风清热。川芎、白芷、羌活、藁本善止头痛，但偏于辛温，故伍以菊花、石膏校正其温性，变辛温为辛凉，疏风清热而止头痛。

主治： 外感风热头痛。症见头痛而胀，面红目赤，口渴喜饮，大便不畅或便秘，小便黄，舌红苔黄，脉浮数。

加减： 应用时若风热较甚，可去羌活、藁本，改用黄芩、栀子、薄荷辛凉清解；若发热甚，加金银花、连翘清热解毒。

羌活胜湿汤 祛风，胜湿，止痛

方源： 金代李东垣《内外伤辨惑论》

方歌： 羌活胜湿羌独芎，甘蔓藁本与防风，湿气在表头腰重，发汗升阳有奇功。

组成： 羌活、独活各6克，藁本、防风、炙甘草各3克，蔓荆子2克，川芎1.5克。

用法： 水煎服。

方解： 方中羌活、独活共为君药，二者皆为辛苦温燥之品，其辛散祛风，味苦燥湿，性温散寒，故皆可祛风除湿、通利关节。其中羌活善祛上部风湿，独活善祛下部风湿，两药相合，能散一身上下之风湿，通利关节而止痹痛。臣以防风、藁本，入太阳经，祛风胜湿，且善止头痛。佐以川芎、蔓荆子，活血祛风，以治头痛。使以炙甘草调和诸药。综观全方，以辛苦温散之品为主组方，共奏祛风胜湿之效，使客于肌表之风湿随汗而解。

主治： 风湿头痛。症见头痛身重或腰脊疼痛，苔白，脉浮。

加减： 若恶心呕吐，可加生姜、半夏、藿香等芳香化浊，降逆止呕；若湿浊中阻，症见胸闷纳呆、便溏，可加苍术、厚朴、陈皮等燥湿宽中。

益气聪明汤 益气升阳，聪耳明目

方源： 金代李东垣《东垣试效方》

方歌： 益气聪明汤蔓荆，升葛参芪黄柏并，再加芍药炙甘草，耳聋目障服之清。

组成： 黄芪、炙甘草、人参各15克，升麻、葛根各9克，蔓荆子4.5克，白芍、黄柏各3克。

用法： 上药共研粗末，每取9克，加水300毫升，煮取150毫升，去渣，临睡前温服，近五更再煎服之，得睡更妙。

方解： 方中人参、黄芪、炙甘草健脾益气；升麻、葛根引清气上升；蔓荆子祛风止痛；白芍养血和营，黄柏补肾生水。

主治： 气虚头痛。症见头晕目眩，耳鸣口苦，舌淡，苔薄，脉细弱。

加减： 若气血两虚，头痛绵绵不休，心悸怔忡，失眠，加阿胶、熟地黄、何首乌。

通窍活血汤

活血化瘀，通窍活络

方源： 清代王清任《医林改错》

方歌： 通窍全凭好麝香，桃红大枣老葱姜，川芎黄酒赤芍药，表里通经第一方。

组成： 赤芍、川芎各3克，桃仁（研泥）、红花、鲜姜（切碎）各9克，红枣（去核）7枚，老葱（切碎）3根，麝香（绢包）0.15克。

用法： 前七味用黄酒250毫升，同煎2次，兑匀后，入麝香微煎，分3次温服。

方解： 方中赤芍入肝经，对气滞致使血瘀或气郁化热之瘀滞的证候，作用较好，虽然活血化瘀作用不是很强，但具有清热凉血的作用；川芎气香味辛，通行十二经，具有理气活血化瘀之功效，为血中之气药，用途十分广泛，对心脑血管病的使用日益普遍；红花偏于活血化瘀通经，桃仁重于破血祛瘀润燥，两药合用，有加强活血化瘀的作用；方中配有辛香通窍的麝香、老葱，以发散通阳、上行通窍，使药力作用于上；黄酒引经；生姜、红枣缓中。全方配合，祛瘀通窍，活血通经，其构思之巧，配伍之精，堪为上乘。

主治： 瘀血头痛。症见头面部官窍疼痛，皮肤瘀黯或紫色。

加减： 若头痛较剧，久痛不已，可酌加虫类搜风通络之品，如蜈蚣、地龙、全蝎、䗪虫等。

大补元煎

救本培元，大补气血

方源： 明代张景岳《景岳全书》

方歌： 大补元煎景岳方，怀山杜仲熟地黄，人参当归枸杞子，枣仁甘草共煎尝。

组成： 熟地黄9克，人参、山药（炒）、杜仲、当归、枸杞子各6克，山茱萸、炙甘草各3克。

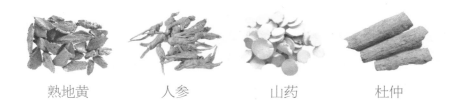

熟地黄　　　　人参　　　　山药　　　　杜仲

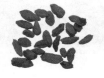 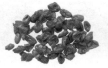 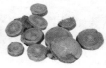

| 当归 | 枸杞子 | 山茱萸 | 炙甘草 |

用法： 水煎服。

方解： 方中人参大补元气为君，气生则血长；山药（炒）、炙甘草补脾气，佐人参以滋生化之源；当归养血活血调经；熟地黄、枸杞子、山茱萸、杜仲滋肝肾，益精血，乃补血贵在滋水之意。诸药配合，功能大补真元，益气养血，故景岳曾称此方为"救本培元第一要方"。

主治： 肾虚头痛。症见头痛，神疲气短，腰酸耳鸣，脉微细。

加减： 若头痛而晕、面颊红赤、潮热汗出，去人参，加知母、墨旱莲、黄柏。

川芎茶调散 疏风止痛

方源： 宋代《太平惠民和剂局方》

方歌： 川芎茶调散荆防，辛芷薄荷甘草羌，目昏鼻塞风攻上，偏正头痛悉能康。

组成： 川芎、荆芥、薄荷各12克，白芷、羌活、炙甘草各6克，防风4.5克，细辛3克。

用法： 以上药共为细末，每次6克，清茶调下；亦作汤剂，用量按原方比例酌定。

方解： 方中川芎辛温，善于祛风活血而止头痛，荆芥轻扬升散，温而不燥，善疏散风邪，既散风寒，又散风热，两药相合，疏散上部风邪而止头痛，共为君药。防风、白芷、羌活、细辛均能疏风止痛，其中白芷善治足阳明胃经头痛，羌活善治足太阳膀胱经头痛，细辛善治足少阴肾经头痛。薄荷用量较重，能清利头目，消散上部风热，俱为臣药。用时以清茶调下，是取茶叶的苦寒之性，既可上清头目，又能制约诸风药的过于温燥与升散，使升中有降，为佐药。炙甘草调和诸药，为使药。

主治： 外感风邪之头痛、偏正头痛，或巅顶头痛。症见恶风发热、目眩、鼻塞、舌苔薄白、脉浮。

加减： 若风寒偏胜，去薄荷，加紫苏，倍细辛。

眩晕

　　眩是指眼花或眼前发黑，晕是指头晕甚或感觉自身或外界景物旋转，两者常同时并见，故统称为"眩晕"。眩晕轻者闭目可止，重者如坐车船，旋转不定，不能站立，或伴有恶心、呕吐、汗出、面色苍白等症状，严重者可猝然仆倒。病因主要有情志不遂、饮食不节、体虚年高、跌仆外伤等方面。治疗原则为补虚泻实，调整阴阳。虚证当滋养肝肾，补益气血，填精生髓。实证当平肝潜阳，清肝泻火，化痰行瘀。

左归丸　　滋阴补肾，填精益髓

方源： 明代张景岳《景岳全书》

方歌： 左归丸内山药地，萸肉枸杞与牛膝，菟丝龟鹿二胶合，壮水之主方第一。

组成： 熟地黄24克，山茱萸、山药（炒）、枸杞子、龟板胶、鹿角胶（敲碎，炒珠）、菟丝子（制）各12克，川牛膝9克。

用法： 上先将熟地黄蒸烂，杵膏，炼蜜为丸，如梧桐子大。每食前用滚汤或淡盐汤送下百余丸（9克）。

方解： 方中重用熟地黄滋肾填精，大补真阴，为君药。山茱萸养肝滋肾，涩精敛汗；山药补脾益阴，滋肾固精；枸杞子补肾益精，养肝明目；龟板胶、鹿角胶，为血肉有情之品，峻补精髓，龟板胶偏于补阴，鹿角胶偏于补阳，在补阴之中配伍补阳药，取"阳中求阴"之义，均为臣药。菟丝子、川牛膝益肝肾，强腰膝，健筋骨，俱为佐药。诸药合用，共奏滋阴补肾，填精益髓之效。

主治： 肝肾阴虚型眩晕。症见头目眩晕，腰酸腿软，遗精滑泻，舌红少苔，脉细。

加减： 心肾不交，失眠、多梦、健忘者，加夜交藤、鸡子黄、阿胶、柏子仁、酸枣仁等交通心肾，养心安神。

天麻钩藤饮

平肝息风，清热活血

方源： 胡光慈《杂病证治新义》

方歌： 天麻钩藤益母桑，栀芩清热决潜阳，杜仲牛膝益肾损，茯神夜交安服良。

组成： 天麻、山栀、黄芩、杜仲、益母草、桑寄生、夜交藤、朱茯神各9克，钩藤（后下）、川牛膝各12克，生石决明（先煎）18克。

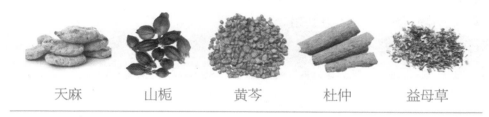

| 天麻 | 山栀 | 黄芩 | 杜仲 | 益母草 |

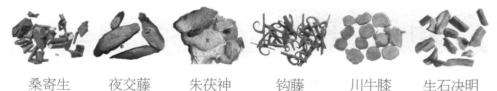

| 桑寄生 | 夜交藤 | 朱茯神 | 钩藤 | 川牛膝 | 生石决明 |

用法： 水煎服。

方解： 方中天麻、钩藤、生石决明平肝息风，黄芩、山栀清肝泻火，益母草活血利水，川牛膝引血下行，配合杜仲、桑寄生补益肝肾，朱茯神、夜交藤养血安神定志。

主治： 肝阳上亢型眩晕。症见眩晕，耳鸣，热上冲头，头痛失眠，舌红，脉弦数。

加减： 眩晕欲仆，呕恶，手足麻木或震颤者，有阳动化风之势，加生牡蛎、生龙骨、珍珠母、羚羊角等镇肝息风之品。

中风

中风俗称为卒中，指由脑血管破裂出血或因血栓引起的脑部出血性和缺血性损伤，致使脑功能出现障碍的疾病。其病位在心脑，与肝肾密切相关。证候属于本虚标实，急性期常以风火、痰热、血瘀等实证多见，多用平肝潜阳、化痰息风、清热通腑、活血化瘀的治疗方法。恢复期及后遗症期，多为虚实兼夹，当扶正祛邪，标本兼顾，平肝息风，化痰祛瘀与滋养肝肾，益气养血并用。

补阳还五汤　　补气，活血，通络

方源：清代王清任《医林改错》

方歌：补阳还五赤芍芎，归尾通经佐地龙，四两黄芪为主药，血中瘀滞用桃红。

组成：生黄芪120克，当归尾、赤芍各6克，川芎、桃仁、红花、地龙各3克。

用法：水煎服。

方解：方中重用生黄芪，补益元气，意在气旺则血行，瘀去络通，为君药。当归尾活血通络而不伤血，用为臣药。赤芍、川芎、桃仁、红花协同当归尾以活血祛瘀；地龙通经活络，力专善走，周行全身，以行药力，亦为佐药。合而用之，则气旺、瘀消、络通，诸症向愈。

主治：中风后遗症属气虚血瘀型。症见半身不遂，口眼歪斜，舌暗淡，苔白，脉缓无力。

加减：若半身不遂以上肢为主，可加桑枝、桂枝以引药上行，温经通络；若半身不遂以下肢为主，加牛膝、杜仲以引药下行，补益肝肾；日久效果不显著，加水蛭、虻虫以破瘀通络；语言不利者，加石菖蒲、郁金、远志等以化痰开窍；口眼歪斜，可合用牵正散以化痰通络。

涤痰汤
豁痰清热，利气补虚

方源：宋代严用和《重订严氏济生方》

方歌：涤痰源自温胆中，陈皮半夏白茯苓，竹茹枳实和甘草，人参菖蒲天南星。

组成：制半夏、陈皮、枳实各9克，茯苓12克，制天南星、人参、石菖蒲、竹茹各6克，甘草3克。

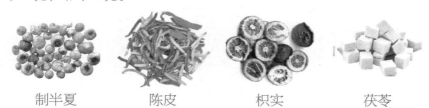

制半夏　　　　陈皮　　　　枳实　　　　茯苓

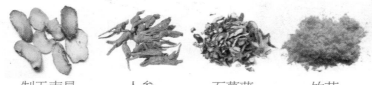

制天南星　　人参　　石菖蒲　　竹茹　　甘草

用法：加生姜5片，水煎服。

方解：方中制半夏、制天南星燥湿化痰，制半夏偏于醒脾，制天南星偏于通络；陈皮、枳实理气化痰，陈皮偏于行散，枳实偏于降浊；石菖蒲、竹茹解郁化痰，石菖蒲偏于开窍，竹茹偏于降逆；茯苓健脾益气渗湿；人参、甘草益气，人参偏于大补，甘草偏于平补。从其用量比例分析方药功用是涤痰开窍，行气益气。

主治：痰蒙清窍型中风。症见中风痰阻清窍（心），舌强不能言，喉有痰声，苔厚腻。

加减：若喉间痰鸣，加射干、桔梗，以化痰利喉。

参附汤
回阳益气固脱

方源：宋代严用和《重订严氏济生方》

方歌：参附汤是救急方，补气回阳效力彰，正气大亏阳暴脱，喘汗肢冷可煎尝。

组成：人参10克，附子4克。

用法： 水煎服。

方解： 方中人参大补元气、益气固脱；附子回阳救逆、补火助阳、散寒止痛。参附配伍，能上助心阳，下补肾阳，中健脾气，气阳同救，起到温而兼润、补而能固的功效，可期峻补阳气以救暴脱之效。

主治： 元气衰败型中风。症见汗多手撒肢冷，目合口张，肢体瘫软，舌痿，舌淡紫，苔白腻，脉微欲绝。

加减： 汗出不止者加山茱萸、黄芪、煅龙骨、煅牡蛎、五味子以敛汗固脱；兼有瘀象者，加丹参、赤芍。

镇肝息风汤　　镇肝息风，滋阴潜阳

方源： 张锡纯《医学衷中参西录》

方歌： 张氏镇肝息风汤，龙牡龟牛治亢阳，代赭天冬元芍草，茵陈川楝麦芽襄。

组成： 怀牛膝、生赭石各30克，生龙骨、生牡蛎、生龟板、生杭芍、玄参、天冬各15克，川楝子、生麦芽、茵陈各6克，甘草4.5克。

用法： 水煎服。

方解： 方中怀牛膝归肝肾经，入血分，性善下行，故重用以引血下行，并有补益肝肾之效为君。生赭石之质重沉降，镇肝降逆，怀牛膝以引气血下行，急治其标；生龙骨、生牡蛎、生龟板、生杭芍益阴潜阳，镇肝息风，共为臣药。玄参、天冬下走肾经，滋阴清热，合生龟板、生杭芍滋水以涵木，滋阴以柔肝；肝为刚脏，性喜条达而恶抑郁，过用重镇之品，势必影响其条达之性，故又以茵陈、川楝子、生麦芽清泄肝热，疏肝理气，以遂其性，以上俱为佐药。甘草调和诸药，合生麦芽能和胃安中，以防金石、介类药物碍胃为使。全方重用潜镇诸药，配伍滋阴、疏肝之品，共成标本兼治，而以治标为主的良方。

主治： 阴虚风动型中风。症见头目眩晕，脑部热痛，面色如醉，脉弦长有力。

加减： 腰膝酸软者加女贞子、旱莲草、枸杞子、杜仲、何首乌等以补益肝肾；潮热盗汗，五心烦热者加黄柏、知母、地骨皮以清相火；兼痰热者加天竺黄、瓜蒌、胆南星以清热化痰；心烦不寐者可加珍珠母、夜交藤以镇心安神。

心悸

　　心悸是一种患者自觉心脏跳动不适或类似心慌的感觉。一般是当心率加快时感到心脏跳动不适，心率减慢时感到心脏搏动有力，发作时常伴有胸闷、憋气、头晕、全身发抖、手足出汗等症状。中医认为，该病是因气血亏虚，阴阳失调，心失所养，心脉不畅所致。虚证予以补气、养血、滋阴、温阳为治；实证则以祛痰、化饮、清火、行瘀为治。

安神定志丸　　镇惊定志，养心安神

方源：清代程国彭《医学心悟》

方歌：安神定志朱龙齿，人参二茯远菖蒲，服药蜜调能益气，心虚痰扰皆能除。

组成：远志6克，石菖蒲5克，茯神、茯苓各15克，龙齿25克（先煎），人参9克。

用法：上药为末，炼蜜为丸，如梧桐子大，朱为衣。每服6克，开水送下。

方解：方中朱砂、龙齿重镇安神；远志、石菖蒲入心开窍，除痰定惊，同为主药；茯神养心安神，茯苓、人参健脾益气，协助主药宁心除痰。可加琥珀、磁石重镇安神。

主治：心虚胆怯型心悸。症见心悸不宁，善惊易恐，稍惊即发，劳则加重，舌淡红，苔薄白，脉动数。

加减：气虚自汗加麻黄根、浮小麦、瘪桃干、乌梅；兼心血不足，加熟地黄、阿胶；心悸气短，动则益甚，气虚明显时，加黄芪以增强益气之功；兼见心阳不振，加附子、桂枝。

归脾汤

益气补血，健脾养心

方源： 明代薛己《正体类要》

方歌： 归脾汤用术参芪，归草茯神远志齐，酸枣木香龙眼肉，兼加姜枣益心脾。

组成： 人参6克，白术、当归、白茯苓、黄芪、远志、龙眼肉、酸枣仁（炒）各3克，木香1.5克，炙甘草1克。

用法： 加生姜5片，大枣1枚，水煎服。

方解： 方中以人参、黄芪、白术、炙甘草甘温之品补脾益气以生血，使气血旺而血生；当归、龙眼肉甘温补血养心；白茯苓、酸枣仁、远志宁心安神；木香辛香而散，理气醒脾，与大量益气健脾药配伍调和脾胃；用法中生姜、大枣调和脾胃，以资化源。

主治： 心脾气血两虚型心悸。症见气短乏力，心悸失眠，或便血崩漏，舌淡，脉细弱。

加减： 气虚甚者重用黄芪、人参、白术、炙甘草，少佐肉桂，取少火生气之意；血虚甚者加白芍、熟地黄、阿胶。

天王补心丹

滋阴清火，养心安神

方源： 明代薛己《校注妇人良方》

方歌： 补心丹用柏枣仁，二冬生地当归身，三参桔梗朱砂味，远志茯苓共养神。

组成： 生地黄120克，人参（去芦）、茯苓、玄参、丹参、桔梗、远志各15克，当归（酒浸）、五味子、麦冬（去心）、天冬（去心）、柏子仁、酸枣仁（炒）各30克。

用法： 上药共为细末，炼蜜为小丸，用朱砂水飞9～15克为衣，每次6～9克，温开水送服。

方解： 方中以生地黄、玄参、麦冬、天冬养阴清热，人参、茯苓、五味子、当归益气生血，丹参、酸枣仁、柏子仁、远志养心安神，朱砂镇心安神，桔梗载药上行以使药力缓留于上部心经。

主治： 阴虚火旺型心悸。症见心悸失眠，手足心热，舌红少苔，脉细数。

加减： 若汗多，加山茱萸以收敛固涩；若失眠重，加龙骨、磁石以重镇安神；若心悸怔忡甚，加龙眼肉、夜交藤以增强养心安神之功。

柴胡加龙骨牡蛎汤 和解清热，镇惊安神

方源： 汉代张仲景《伤寒论》

方歌： 参苓龙牡桂铅丹，苓夏柴黄姜枣全。枣六余皆一两半，大黄二两后同煎。

组成： 柴胡12克，桂枝（去皮）、黄芩、龙骨、牡蛎（熬）、生姜、铅丹、人参、茯苓各4.5克，半夏（洗）、大黄各6克，大（擘）枣6枚。

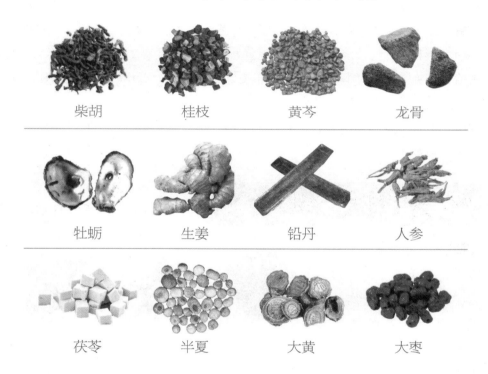

柴胡	桂枝	黄芩	龙骨
牡蛎	生姜	铅丹	人参
茯苓	半夏	大黄	大枣

用法： 水煎服。

方解： 方中柴胡是调气机、解郁结要药，用量最大，为君药。辅以桂枝、黄芩和里解外，龙骨、牡蛎、半夏、铅丹镇惊化痰定悸，人参、茯苓、大枣养心安神止悸，大黄泻里热、和胃气，生姜和胃降逆。

主治： 肝郁气滞型心悸。症见心悸胸满，烦躁，谵语，身重。

加减： 在运用此方治疗时，可去铅丹，或用磁石代之；若无便秘之苦，则去大黄。

桃仁红花煎

行血顺气

方源： 宋代陈沂《陈素庵妇科补解》

方歌： 桃仁红花赤生地，理气青皮与香附，祛瘀丹参和延胡，归芎加入心瘀除。

组成： 红花、乳香、青皮各6克，桃仁、川芎、当归、延胡索、香附各10克，生地黄、赤芍、丹参各12克。

用法： 水煎服。

方解： 方中红花、桃仁、丹参、赤芍、川芎活血化瘀；青皮、香附理气通络；延胡索、乳香行气散瘀；当归、生地黄养血和血。

主治： 心血瘀阻型心悸。症见心悸不安，胸闷不舒，心痛时作，舌紫暗，或舌边有瘀斑、瘀点，脉涩或结代。

加减： 若因气虚而血瘀者，去理气药，加黄芪、党参、白术；若因气滞而血瘀者，酌加柴胡、枳壳、郁金；若因阳虚而血瘀者，酌加附子、桂枝、生姜。

麻黄附子细辛汤

助阳解表

方源： 汉代张仲景《伤寒论》

方歌： 麻黄细辛附子汤，太少两感用此方，发热恶寒脉不起，温经解表有专长。

麻黄　　　　附子　　　　细辛

组成： 麻黄（去节）6克，附子（炮、去皮）15～30克，细辛3～6克。

用法： 水煎服。

方解： 方中麻黄辛温，发汗解表为主药。附子辛热，温肾助阳，为辅药。二药配合，相辅相成，为助阳解表的常用组合。细辛归肺、肾二经，芳香气浓，性善走窜，通彻表里，既能祛风散寒，助麻黄解表，又可鼓动肾中真阳之气，协助附子温里，为佐药。三药合用，补散兼施，是表散外感风寒之邪，温补在里之阳气。

主治： 寒凝心脉型心悸。症见心悸，但欲寐，畏寒肢冷，脉沉或紧。

加减： 若见面色苍白、语声低微、肢冷等，宜加人参、黄芪合附子以助阳益气。

胸痹心痛

胸痹心痛是由于正气亏虚，饮食、情志、寒邪等所引起的以痰浊、瘀血、气滞、寒凝痹阻心脉，以膻中或左胸部发作性憋闷、疼痛为主要临床表现的一种病症。轻者仅感胸闷不适，呼吸欠畅；重者则胸痛，严重者则心痛彻背，背痛彻心，持续不解，面色苍白，大汗淋漓。本病的发生多与寒邪内侵、饮食不当、情志失调、久坐少动、年老体虚等因素有关。辨证当分清标本虚实。实证宜用活血化瘀、辛温散寒、豁痰泄浊、宣通心阳等治疗方法，虚证宜补养扶正为主，用益气通脉、滋阴益肾、益气温阳等治疗方法。虚实夹杂者，当兼顾同治。

瓜蒌薤白半夏汤 通阳散结，祛痰宽胸

方源：汉代张仲景《金匮要略》

方歌：瓜蒌薤白半夏汤，祛痰宽胸效显彰，三味再加酒同煎，宽胸散结又通阳。

组成：瓜蒌实24克，薤白9克，半夏12克，白酒30毫升。

用法：水煎服。

方解：瓜蒌实祛痰开胸散结，宣阳通痹；辅以薤白通阳行气止痛，半夏降逆祛痰逐饮；佐以白酒通经活络，以助各药上行。诸药合用，体现通阳散结，降逆除痰宽胸的配伍特点。

主治：痰浊闭阻型胸痹心痛。症见胸中满痛彻背，咳唾痰涎，不能安卧，苔滑腻，脉弦滑。

加减：若痰瘀互结，舌紫暗，苔白腻，宜加入活血化瘀之品，如桃仁、红花、川芎、丹参、郁金等；若痰浊重，舌质淡，苔白腻，脉滑者，宜加重健脾化痰之力，可合用二陈汤；若痰热互结，舌质红，苔黄腻，脉滑数者，可合用黄连温胆汤以清化痰热。

血府逐瘀汤　活血化瘀，行气止痛

方源： 清代王清任《医林改错》

方歌： 血府当归生地桃，红花枳壳膝芎饶，柴胡赤芍甘桔梗，血化下行不作痨。

组成： 桃仁12克，红花、当归、生地黄、牛膝各9克，川芎、桔梗各4.5克，赤芍、枳壳、甘草各6克，柴胡3克。

用法： 水煎服。

方解： 方中桃仁破血行滞而润燥，红花活血祛瘀以止痛，共为君药。赤芍、川芎助君药活血祛瘀；牛膝活血通经，祛瘀止痛，引血下行，共为臣药。生地黄、当归养血益阴，清热活血；桔梗、枳壳，一升一降，宽胸行气；柴胡疏肝解郁，升达清阳，与桔梗、枳壳同用，尤善理气行滞，使气行则血行，以上均为佐药。桔梗并能载药上行，兼有使药之用；甘草调和诸药，亦为使药。合而用之，使血活瘀化气行，则诸症可愈，为治胸中血瘀证之良方。

主治： 胸中血瘀证。症见胸痛，头痛，痛有定处，舌暗红或有瘀斑，脉涩或弦紧。

加减： 气机郁滞较重，加川楝子、香附、青皮等以疏肝理气止痛；若瘀痛入络，可加全蝎、穿山甲、地龙、三棱、莪术等以破血通络止痛；血瘀经闭、痛经者，可用本方去桔梗，加香附、益母草、泽兰等以活血调经止痛；胁下有痞块，属血瘀者，可酌加丹参、郁金、䗪虫、水蛭等以活血破瘀，消癥化滞。

瓜蒌薤白白酒汤　通阳散结，行气祛痰

方源： 汉代张仲景《金匮要略》

方歌： 瓜蒌薤白白酒汤，胸痹胸闷痛难当，咳息短气时咳睡，难卧再加半夏良。

组成： 瓜蒌实、薤白各12克，白酒适量。

用法： 水煎服。

方解： 方中瓜蒌实化痰散结，理气宽胸，为君药。薤白通阳散结，行气止痛，为臣药。佐以向酒，辛散温痛，行气活血。方中白酒用量，当视患者酒量而定，一般可用30～60毫升，不宜过多。

主治：阴寒凝滞型胸痹。症见胸中闷痛，喘息短气，舌苔白腻，脉弦紧。

加减：若阳虚寒阻，可加干姜、肉桂、附子以助温阳散寒；若痰浊较甚者，酌加半夏、菖蒲、厚朴等以增强燥湿化痰之效；气滞较著，见胸满而胀，或兼逆气上冲者，加厚朴、枳实、桂枝以下气除满。

六味地黄丸

滋阴补肾

方源：宋代钱乙《小儿药证直诀》

方歌：六味地黄益肾肝，茱薯丹泽地苓专，更加知柏成八味，阴虚火旺自可煎。

组成：熟地黄 24 克，山茱萸、山药各 20 克，泽泻、牡丹皮、茯苓（去皮）各 9 克

用法：上为末，炼蜜为丸，如梧桐子大，空心温水化下 3 丸。

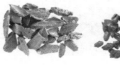
熟地黄

山茱萸

干山药

泽泻

牡丹皮

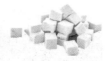
茯苓

方解：方中重用熟地黄滋阴补肾，填精益髓，为君药。山茱萸补养肝肾，并能涩精，取"肝肾同源"之意；山药补益脾阴，亦能固肾，共为臣药。三药配合，肾肝脾三阴并补，是为"三补"，但熟地黄用量是山茱萸与山药之和，故仍以补肾为主。泽泻利湿而泄肾浊，并能减熟地黄之滋腻；茯苓淡渗脾湿，并助山药之健运，与泽泻共泻肾浊，助真阴得复其位；牡丹皮清泄虚热，并制山茱萸之温涩。三药称为"三泻"，均为佐药。六味合用，三补三泻，其中补药用量重于"泻药"，是以补为主；肝、脾、肾三阴并补，以补肾阴为主，这是本方的配伍特点。

主治：心肾阴虚型胸痹。症见胸痛，腰膝酸软，头晕目眩，口燥咽干，舌红少苔，脉细数。

加减：若胸闷且痛，可加当归、丹参、郁金以养血通络止痛。

心衰

　　心衰是指因心病日久，阳气虚衰，运血无力，或气滞血瘀，心脉不畅，血瘀水停，以喘息心悸，不能平卧，咳吐痰涎，水肿少尿为主要表现的脱病类疾病。多继发于心悸、胸痹心痛等病证之后，是各种心脏疾病的最终转归，亦见于其他脏腑疾病的危重阶段。本病的发生多因外感风寒湿热、疫毒之邪，饮食不节，劳逸失度，年老久病，禀赋异常等，致使气血阴阳虚衰，脏腑功能失调，心失所养，心血不运，气滞、痰阻、血瘀、水饮遏阻心之阳气。治疗首当权衡标本主次，补虚泻实。治法宜补益心气，温补心阳；养心为本，兼顾五脏。活血化瘀法贯穿治疗全过程，常配合理气、化痰、利水、逐饮诸法。

真武汤　温阳利水

方源： 汉代张仲景《伤寒论》

方歌： 真武汤壮肾中阳，茯苓术芍附生姜，少阴腹痛有水气，悸眩瞤惕保安康。

组成： 附子（炮，去皮，破八片）、茯苓、白芍、生姜各9克，白术6克。

用法： 水煎服。

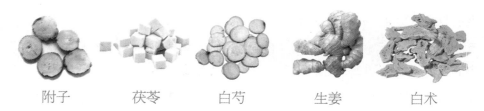

附子　　茯苓　　白芍　　生姜　　白术

方解： 方中附子大辛大热，温肾助阳散寒以化气行水，兼暖脾土，以运化水湿，为君药。白术健脾燥湿利水，茯苓健脾渗湿利水，使水气从小便而出，共为臣药。生姜辛温，既助附子温阳散寒，又助白术、茯苓宜散水湿；白芍敛阴养阴，既补已伤之阴，又使利水而不伤阴，还可柔肝缓急止腹痛，尚能利小便而行水气，共为佐药。

主治：阳虚水泛型心衰。症见小便不利，肢体沉重或浮肿，舌淡胖，苔白，脉沉。

加减：若血瘀明显，水肿不退，加泽兰、益母草、毛冬青活血利水。

生脉饮　　益气复脉，养阴生津

方源：金代李东垣《内外伤辨惑论》

方歌：生脉麦味与人参，保肺清心治暑淫，气少汗多兼口渴，病危脉绝急煎斟。

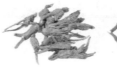

人参　　　　麦冬　　　　五味子

组成：人参10克，麦冬15克，五味子6克。

用法：水煎服。

方解：方中人参甘温，益气生津以补肺，肺气旺则四脏之气皆旺，为君药。麦冬甘寒，养阴清热，润肺生津，为臣药。人参、麦冬合用，则益气养阴之功益彰。五味子酸温，敛肺止汗，生津止渴，为佐药。三药合用，一补一清一敛，共奏益气养阴，生津止渴，敛阴止渴之效。使气复津生，汗止阴存，脉得气充，则可复生，故名"生脉"。

主治：气阴两虚型心衰。症见汗多体倦，短气咽干，舌黯红少苔，细数或虚数。

加减：若心阴亏虚、虚烦不寐，加夜交藤、酸枣仁；若面白无华、唇甲色淡，气血两虚，合用当归补血汤。

胃痛

胃痛又称胃脘痛，是以上腹胃脘部近心窝处疼痛为主症的病证。主要是由外邪犯胃、饮食伤胃、情志不畅和脾胃素虚等，致使胃气郁滞，胃失和降，不通则痛。主要病变脏腑是胃，常与肝脾等脏有密切关系。治疗以理气和胃为大法。

旋覆代赭汤
益气和胃，降逆止呕

方源： 汉代张仲景《伤寒论》

方歌： 旋覆代赭用人参，半夏姜甘大枣临，重以镇逆咸软痞，痞硬噫气力能禁。

组成： 旋覆花、代赭石、制半夏各9克，人参、炙甘草各6克，生姜10克，大枣4枚。

用法： 水煎服。

方解： 方中旋覆花性温而能下气消痰，降逆止噫，为君药。代赭石质重而沉降，善镇冲逆，但味苦气寒，故用量稍小为臣药。以生姜、制半夏之辛，而散逆气，除痞散硬；人参、大枣、炙甘草之甘，而调缓其中，以补胃气而除噫气。诸药合用，使痰浊得消，胃虚得补，气逆得降，则心下痞硬得除，噫气自止。

主治： 肝气犯胃型胃痛。症见心下痞硬，嗳气频作，或呕吐，呃逆，苔白腻，脉缓或滑。

加减： 若胃气不虚，可去人参、大枣，加重代赭石用量，以增重镇降逆之效；痰多，可加茯苓、陈皮助化痰和胃之力。

理中丸

温中祛寒，补气健脾

方源：汉代张仲景《伤寒论》

方歌：理中干姜参术甘，温中健脾治虚寒，中阳不足痛呕利，丸汤两用腹中暖。

组成：人参、干姜、炙甘草、白术各9克。

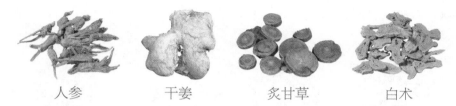

| 人参 | 干姜 | 炙甘草 | 白术 |

用法：上为末，炼蜜为丸，每丸重9克。每次1丸，分早、晚2次温服。

方解：方中干姜温运中焦，以散寒邪为君；人参补气健脾，协助干姜以振奋脾阳为臣；佐以白术健脾燥湿，以促进脾阳健运；使以炙甘草调和诸药，而兼补脾和中；以蜜和丸，取其甘缓之气调补脾胃。诸药合用，使中焦重振，脾胃健运，升清降浊机能得以恢复，则吐泻腹痛可愈。

主治：寒邪客胃型胃痛。症见脘腹绵绵作痛，畏寒肢冷，舌淡，苔白，脉沉细。

加减：若虚寒甚，加附子、肉桂以增强温阳祛寒之力；呕吐甚，加生姜、半夏降逆和胃止呕；下利甚，可加茯苓、白扁豆健脾渗湿止泻。

保和丸

扶脾开郁，行气消食

方源：元代朱丹溪《丹溪心法》

方歌：保和神曲与山楂，苓夏陈翘莱菔加，曲糊为丸麦汤下，亦可方中用麦芽。

组成：山楂18克，半夏、茯苓各9克，神曲、莱菔子、陈皮、连翘各6克。

用法：以上诸药共为细末，水泛为丸，每次6～9克，温开水或麦芽煎汤送服。

方解：方中山楂、神曲助消化，消食滞；陈皮、半夏、茯苓降逆和胃；莱菔子消食导滞；连翘散食滞所致的郁热。

主治：宿食积滞型胃痛。症见脘腹胀满，嗳腐厌食，苔厚腻，脉滑。

加减：本方药力较缓，若食积较重，可加枳实、槟榔。

香砂六君子汤

益气化痰，理气畅中

方源： 罗美《古今名医方论》引柯韵伯方

方歌： 香砂六君参术甘，苓半陈姜共水煎，弹胃气虚痰气阻，脘腹胀痛呕吐痊。

组成： 人参、白术、茯苓、陈皮各9克，炙甘草6克，半夏12克，木香、砂仁各6克。

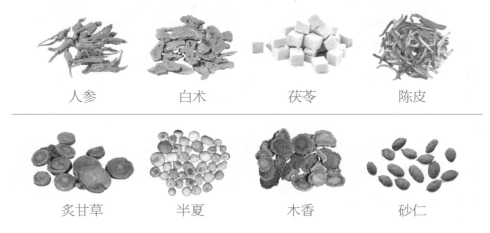

| 人参 | 白术 | 茯苓 | 陈皮 |

| 炙甘草 | 半夏 | 木香 | 砂仁 |

用法： 加生姜6克，水煎服。

方解： 方中以人参益气健脾，补中养胃为主药；辅以白术健脾燥湿；佐以茯苓渗湿健脾，陈皮、木香芳香醒脾，理气止痛，半夏化痰湿，砂仁、生姜健脾和胃，理气散寒；使以炙甘草调和诸药。全方扶脾治本，理气止痛，兼化痰湿，和胃散寒，标本兼顾。

主治： 脾虚痰阻型胃痛。症见脘腹胀满痛，呕吐痞闷，不思饮食，舌淡苔白腻。

加减： 若泛酸，加煅瓦楞子、海螵蛸；脘腹痛甚者，加吴茱萸、高良姜。

呕吐

呕吐是指由于胃失和降、气逆于上，迫使胃内容物从口而出的病证。发生与外邪犯胃、饮食不节、情志失调、素体脾胃虚弱等有关。基本病机为胃失和降，胃气上逆，病位在胃，与肝脾关系密切。呕吐的治疗原则以和胃降逆为主，结合具体症状辨证论治。实者重在祛邪，邪去则呕吐自止。虚者重在扶正，正复则呕吐自愈。

藿香正气散　　解表化湿，理气和中

方源： 宋代陈师文《太平惠民和剂局方》

方歌： 藿香正气大腹苏，甘桔陈苓术朴俱，夏曲白芷加姜枣，感伤岚瘴并能祛。

组成： 藿香90克，炙甘草75克，半夏曲、白术、陈皮、厚朴、桔梗各60克，白芷、紫苏、茯苓、大腹皮各30克。

用法： 上药共为细末，每次6克，加生姜3片、大枣1枚煎汤热服。

方解： 方中藿香、紫苏、白芷芳香化浊，疏邪解表；厚朴、大腹皮理气除满；白术、茯苓、炙甘草健脾化湿；陈皮、半夏曲和胃降逆，桔梗宣肺利膈，煎加生姜、大枣，内调脾胃，外和营卫。

主治： 外邪犯胃型呕吐。症见突然呕吐，舌苔白腻，脉濡缓。

加减： 兼气滞脘腹胀痛者，可加木香、延胡索以行气止痛；若表邪偏重，寒热无汗者，可加香薷以助解表。

四七汤

降逆化痰，行气解郁

方源： 宋代陈言《三因极一病证方论》

方歌： 四七汤理七情气，半夏厚朴茯苓苏，姜枣煎之舒郁结，痰涎呕痛尽能舒。

组成： 制半夏15克，厚朴（姜制）9克，茯苓12克，紫苏叶6克。

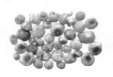 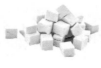

|制半夏|厚朴|茯苓|紫苏叶|

用法： 上药切碎，加生姜3片，大枣2枚，水煎服。

方解： 方中用制半夏降逆化痰，散结开郁，且又可和胃止呕，厚朴下气除满。茯苓健脾渗湿，以杜生痰之源，助半夏化痰祛湿。紫苏叶质轻辛温，芳香疏散，可宽中散邪解郁，升降并用，有利于气机条畅，更有宽胸畅中，行气解郁之功。加生姜可助半夏降逆和胃止呕，辛散化痰结。大枣可助茯苓健脾，且又可养血柔肝。

主治： 肝气犯胃型呕吐。症见或咳或呕，或攻冲作痛，舌苔薄腻，脉弦或弦滑。

加减： 若呕吐酸水，心烦口渴，可加栀子、黄连等。

麦门冬汤

清养肺胃，降逆下气

方源： 汉代张仲景《金匮要略》

方歌： 麦门冬汤用人参，枣草粳米半夏存，肺痿咳逆因虚火，清养肺胃此方珍。

组成： 麦冬42克，人参9克，半夏、甘草、粳米各6克，大枣4枚。

用法： 水煎服。

方解： 方中重用麦冬滋养肺胃，清降虚火为君；人参益气生津为臣；半夏降逆化痰为佐；甘草、大枣、粳米益胃气，生津液为使。诸药合用，使肺胃气阴得复，则虚火平，逆气降，痰涎清，咽喉利，咳喘自愈。

主治： 胃阴不足型呕吐。症见口干呕逆，舌红少苔，脉虚数。

加减： 若津伤甚者，可加沙参、玉竹以养阴液。

反胃

反胃又称胃反、翻胃，是指饮食入胃，宿谷不化，经过良久，由胃返出的一种病证。多由饮食不节、酒色所伤，或长期忧思郁怒，使脾胃功能受损，以致气滞、血瘀、痰凝而成。治疗应温中健脾，降逆和胃。若反复呕吐，津气并虚，可加益气养阴之品；日久不愈，宜加温补肾阳之法。

大半夏汤

益气生津，降逆止呕

方源： 汉代张仲景《金匮要略》

方歌： 从来胃反责冲乘，半夏二升蜜一升，三两人参劳水煮，纳冲养液有奇能。

组成： 半夏15克，人参6克，白蜜9克。

用法： 水煎服。

方解： 方中重用半夏温暖脾胃，燥湿化饮，降逆止呕，通阳散结；人参补益脾胃；白蜜补益中气，缓急和中。

主治： 气阴两虚型反胃。症见朝食暮吐，或暮食朝吐，呕吐涎沫，舌淡红，苔少，脉细弱。

加减： 若脾胃虚寒，四肢不温者，可加吴茱萸、丁香等温中降逆；若呕吐甚者，可加旋覆花、代赭石、沉香等以增降逆止呕之效；若饮停气逆，反胃呕吐者，宜减白蜜，加白术、茯苓等以健脾祛湿化饮。

丁沉透膈汤

温中健脾，降气和胃

方源： 宋代陈师文《太平惠民和济局方》

方歌： 恶心呕吐透膈散，白术人参青四香，砂仁二蔻麦芽草，夏朴陈皮神曲果。

组成： 白术240克，香附（炒）、人参、砂仁各120克，丁香（炙）、麦芽、肉豆蔻（煨）、白豆蔻、木香、青皮各60克，炙甘草90克，半夏、神曲（炒）、草果各32克，藿香、厚朴（姜炒）、沉香、陈皮各92克。

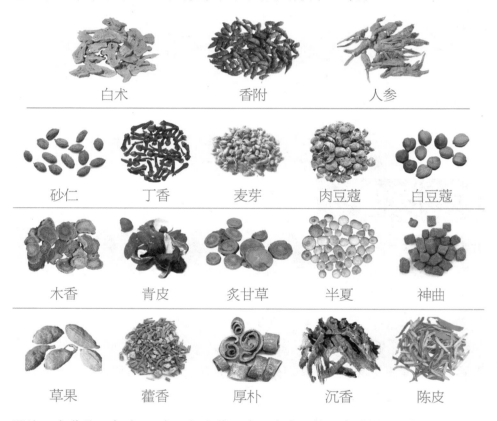

白术	香附	人参

砂仁	丁香	麦芽	肉豆蔻	白豆蔻

木香	青皮	炙甘草	半夏	神曲

草果	藿香	厚朴	沉香	陈皮

用法： 上药锉，每次12克，加生姜3片，大枣1枚，水煎服。

方解： 方中主药丁香、沉香、半夏、藿香理气降逆，温中散寒；辅以厚朴、砂仁、草果、白豆蔻、肉豆蔻化湿行气；香附、木香、青皮、陈皮行气散满；佐以人参、白术、炙甘草、大枣健脾和中；神曲、麦芽、生姜消食和胃。炙甘草调和诸药。

主治： 脾胃不和型反胃。症见脾胃虚寒，运化不畅，兼肝气不舒。

加减： 吐甚者，可加旋覆花、代赭石等以镇逆止呕。

腹痛

腹痛，是指胃脘以下、耻骨毛际以上部位发生疼痛的病症。临床表现为腹部作痛，可包括全腹痛、脐腹痛、小腹痛、小腹痛等；多可伴有肠鸣、腹胀、矢气、大便异常等。中医认为，此病多因外感时邪，寒邪内阻，气机窒塞，不通则痛；饮食不节，湿热内蕴，阻遏经络，气机不利；七情不畅，肝郁气滞，气机郁滞，脉络闭阻；脾虚气弱，经脉失养而致。治疗多以"通"字立法，应根据辨证的虚实寒热，在气在血，确立相应治法。

小建中汤 　　温中补虚，和里缓急

方源： 汉代张仲景《伤寒论》

方歌： 小建中汤君饴糖，方含桂枝加芍汤，温中补虚和缓急，虚劳里急腹痛康。

组成： 炙甘草6克，大枣（擘）4枚，白芍18克，桂枝（去皮）、生姜（切）各9克，胶饴30克。

用法： 水煎服。

方解： 方中重用甘温质润之胶饴为主药，温补中焦，缓急止痛。臣以辛温之桂枝温阳气，祛寒邪；酸甘之白芍养营阴，缓肝急，止腹痛。佐以生姜温胃散寒，大枣补脾益气。炙甘草益气和中，调和诸药，是为佐使之用。其中胶饴配桂枝，辛甘化阳，温中焦而补脾虚；白芍配甘草，酸甘化阴，缓肝急而止腹痛。

主治： 中虚脏寒型腹痛。症见腹痛喜温喜按，面色无华，舌淡苔白，脉细弦。

加减： 若阴阳气血俱虚的里急腹痛，喜温喜按，形体瘦弱可用黄芪建中汤温中补气，和里缓急；若虚寒腹痛较剧，呕吐肢冷脉微者，可用大建中汤温中散寒，降逆止痛；若腹痛自利，肢冷，脉沉迟者，用附子理中汤温补脾肾。

枳实导滞丸

消导化积，清热利湿

方源： 金代李东垣《内外伤辨惑论》

方歌： 枳实导滞首大黄，芩连曲术茯苓裹，泽泻蒸饼糊丸服，湿热积滞力能攘。

组成： 大黄30克，枳实（麸炒，去瓤）、神曲（炒）各15克，茯苓、黄芩、黄连、白术各9克，泽泻6克。

用法： 汤浸蒸饼为丸，每服6～9克，温开水送下，每日2次。

方解： 方中大黄苦寒攻积，泻热通便；枳实行气消积；黄芩、黄连清热燥湿；白术健脾燥湿；茯苓、泽泻淡渗利湿；神曲消食化滞。

主治： 湿热食积腹痛。症见脘腹胀满，大便失常，苔黄腻，脉沉滑实。

加减： 若湿热不甚，可去黄芩、黄连、茯苓；腹痛较甚者，加槟榔、木香行气止痛；嗳腐、大便不爽者，可加槟榔、炒莱菔子消食导滞。

大承气汤

峻下热结

方源： 汉代张仲景《伤寒论》

方歌： 大承气汤用硝黄，配伍枳朴泻力强，痞满燥实四症见，峻下热结宜此方。

组成： 大黄（酒洗）、枳实（炙）各12克，厚朴（去皮，炙）24克，芒硝9克。

用法： 水煎服。

方解： 方中大黄泻热通便，荡涤肠胃，为君药。芒硝助大黄泻热通便，并能软坚润燥，为臣药，二药相须为用，峻下热结之力甚强；积滞内阻，则腑气不通，故以厚朴、枳实行气散结，消痞除满，并助苦硝、大黄推荡积滞以加速热结之排泄，共为佐使。四药相辅相成，配伍得当，用治阳明腑实证重势急者，效果显著。因本方可泻热破结、化燥软坚、顺理腑气、攻下燥屎、力大而峻，故名"大承气汤"。

主治： 湿热壅滞型腹痛。症见脐腹疼痛，按之坚硬有块，口舌干燥，脉滑实。

加减： 如腹痛引及两胁者，可加柴胡、郁金疏达肝气；如燥结不甚而湿热重者，可去芒硝加黄芩、栀子清热燥湿；若胀痛，可加槟榔、木香行气止痛。

少腹逐瘀汤

活血祛瘀，温经止痛

方源： 清代王清任《医林改错》

方歌： 少腹逐瘀芎炮姜，元胡灵脂芍茴香，蒲黄肉桂当没药，调经止痛是良方。

组成： 小茴香（炒）1.5克，干姜（炒）、延胡索、肉桂各3克，当归、蒲黄（生）各9克，川芎（研）、没药、赤芍、五灵脂（炒）各6克。

小茴香	干姜	延胡索	肉桂	当归

蒲黄	川芎	没药	赤芍	五灵脂

用法： 水煎服。

方解： 方用小茴香、肉桂、干姜味辛而性温热，入肝肾而归脾，理气活血，温通血脉；当归、赤芍入肝，行瘀活血；蒲黄、五灵脂、川芎、延胡索、没药入肝，活血理气，使气行则血活，气血活畅故能止痛。

主治： 瘀血阻滞型腹痛。症见小腹瘀血积块，或有疼痛，经水或紫或黑，或夹有瘀块。

加减： 若跌仆损伤作痛，可加王不留行、丹参，或吞服云南白药、三七粉化瘀通络止痛。

泄泻

泄泻是以排便次数增多，粪便稀溏，甚至泻出如水样为主症的病证。多因感受外邪、饮食所伤、情志失调、脏腑虚弱及肾阳虚衰等，以致脾失健运，大肠传导失职，湿邪内盛而为病。治疗上以运脾除湿为主。一般暴泻多实多热，应以祛邪为主，常用散寒、除湿、消食、清热等法；久泻多虚多寒，常用补虚、温阳、固涩等法。

葛根黄芩黄连汤　　清利湿热

方源： 汉代张仲景《伤寒论》

方歌： 葛根黄芩黄连汤，甘草四般治二阳，解表清里兼和胃，喘汗自利保平康。

组成： 葛根15克，炙甘草6克，黄芩、黄连各9克。

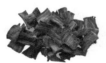　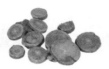　　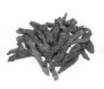

葛根　　　　　炙甘草　　　　　黄芩　　　　　黄连

用法： 水煎服。

方解： 方中重用葛根为君，既能解表退热，又能升发脾胃清阳之气而治下利。以苦寒之黄连、黄芩为臣，清热燥湿，厚肠止利。炙甘草甘缓和中，调和诸药，为本方佐使。四药合用，外疏内清，表里同治，使表解里和，热利自愈。

主治： 湿热泄泻。症见腹痛即泻，泻下急迫，势如水注，苔黄，脉滑数。

加减： 热甚者，加栀子、黄柏助其清热燥湿；痢下脓血者，加白头翁、马齿苋清热解毒除湿；腹满而疼痛者，加木香、槟榔以理气止痛。

黄连香薷汤

解表祛暑，化湿和中

方源： 明代董宿《奇效良方》

方歌： 黄连香薷汤，涤暑效力强，燥湿须厚朴，三物合成方。

组成： 香薷9克，厚朴（姜制）、黄连各6克。

用法： 先将厚朴、黄连2味，同生姜4钱，一处捣细，于银石器内慢火同炒令紫色，取起，入香薷，入水1盏，酒1盏，煎8分，去滓，用瓷器盛，于新汲水中沉令极冷服。

方解： 方中黄连苦寒清热，兼能燥湿为君，伍以香薷、厚朴祛暑化湿，行气除满。

主治： 暑湿泄泻。症见夏季盛暑之时，腹痛泄泻，舌红，脉濡数。

加减： 若暑热偏重，身热烦渴，可加薄荷、荷叶、增强清暑之力；湿阻中焦，胸脘痞闷，泛恶欲吐者，加藿香、佩兰芳香化湿浊，理气和中；若暑湿伤气，膀胱气化不利，小溲短赤者，可加六一散清暑利湿；津液受损，口渴引饮者，酌加芦根、白茅根、天花粉等清热生津。

痛泻要方

补脾柔肝，祛湿止泻

方源： 元代朱丹溪《丹溪心法》

方歌： 痛泻要方陈皮芍，防风白术煎丸酌，补泻并用理肝脾，若作食伤医更错。

组成： 白术（炒）9克，白芍（炒）6克，陈皮（炒）4.5克，防风3克。

用法： 水煎服。

方解： 方中白术苦甘而温，补脾燥湿以治脾虚，为君药。白芍酸寒，柔肝缓急止痛，与白术相配，于土中泻木，为臣药。陈皮辛苦而温，理气燥湿，醒脾和胃，为佐药。配伍少量防风，具升散之性，与白术、白芍相伍，辛能散肝郁，香能舒脾气，且有燥湿以助止泻之功，又为脾经引经之药，故兼具佐使之用。四药相合，可以补脾胜湿而止泻，柔肝理气而止痛，使脾健肝柔，痛泻自止。

主治： 肝气乘脾型泄泻。症见腹痛泄泻，泻则痛减，反复发作，舌苔薄白或薄腻，脉细弦。

加减： 若肝血不足，可加柴胡、青蒿等疏肝之味；若肝体过虚，可加用当归、枸杞子等柔肝之品。

参苓白术散

益气健脾，渗湿止泻

方源： 宋代陈师文《太平惠民和剂局方》

方歌： 参苓白术扁豆陈，山药甘莲砂薏仁，桔梗上浮兼保肺，枣汤调服益脾神。

组成： 人参、茯苓、白术、山药、炙甘草各1000克，白扁豆750克，莲子肉、砂仁、薏苡仁、桔梗各500克。

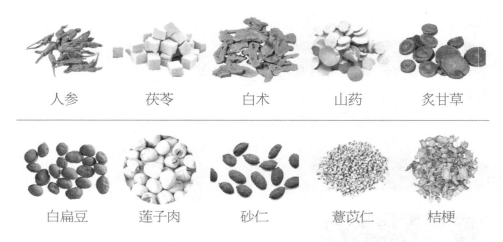

| 人参 | 茯苓 | 白术 | 山药 | 炙甘草 |

| 白扁豆 | 莲子肉 | 砂仁 | 薏苡仁 | 桔梗 |

用法： 上药共研细末，每次6～9克，每日2～3次，红枣煎汤送服。

方解： 方中用四君子汤健脾补气为主，加入和胃理气渗湿之品如薏苡仁、白扁豆、山药、莲子肉，既可健脾，又能渗湿而止泻，标本兼顾。佐以砂仁芳香醒脾，助四君促进中焦运化，畅通气理，使以桔梗升清、宣利肺气载药上行，借肺之布精以使药达全身。

主治： 脾胃温盛型泄泻。症见气短乏力，肠鸣泄泻，舌淡苔白腻，脉虚缓。

加减： 若大便泻下呈黄褐色，为内夹湿热，可于原方中加黄连、厚朴、地锦草等清热除湿；若泄泻日久，脾虚夹湿，肠鸣辘辘，大便溏黏者，舌苔厚腻难化，或食已即泻者，应于健脾止泻药中加入升阳化湿的药物，原方去白术，酌加苍术、防风、羌活、厚朴。

便秘

大便秘结不通，或排便间隔时间延长，以及有便意而排出困难者，称为便秘。发病多由饮食不节、情志失调、外邪犯胃、禀赋不足等引起。病机主要是热结、气滞、寒凝、气血阴阳亏虚引起肠道传导失司所致。辨证当分清虚实。燥热内结，气滞不行，属实证；气血虚弱，阴寒凝结，属虚证。治疗便秘，针对其传导失常，津液不足或不行，常采用调理气机，滋润肠道为主要治法。

润肠丸

润肠通便，活血祛风

方源： 金代李东垣《脾胃论》

方歌： 润肠丸用归尾羌，大黄桃麻两仁和，劳倦纳呆便秘涩，蜜丸嚼服功效卓。

组成： 麻子仁38克，桃仁30克，大黄、当归尾、羌活各15克。

用法： 上药共研细末，炼蜜为丸，如梧桐子大。每次9克，每日1～2次，温开水送服。亦可改用饮片作汤剂水煎服，各药用量按常规剂量酌减。

方解： 方中用大麻仁润燥滑肠通便，兼能补虚，为君药。桃仁助君润肠通便，又能活血祛瘀；大黄泻肠胃伏火燥热，通便逐瘀；当归尾养血活血，润肠通便，共为臣药。羌活疏散风邪，为佐药。五药合用，使血和风疏，肠胃得润，大便自然通利。

主治： 血虚便秘。症见大便干涩，或干结如羊屎，甚至闭塞不通，心悸气短，健忘，口唇色淡，脉细。

加减： 若兼气虚，可加白术、党参、黄芪益气生血；若血虚已复，大便仍干燥，可用五仁丸润滑肠道。

麻子仁丸

润肠泄热，行气通便

方源： 汉代张仲景《伤寒论》

方歌： 麻子仁丸小承气，杏芍麻仁治便秘，胃热津亏解便难，润肠通便脾约济。

组成： 麻子仁 20 克，大黄（去皮）12 克，芍药、枳实（炙）、厚朴（炙）各 9 克，杏仁（去皮、尖）10 克。

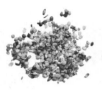
麻子仁

大黄

芍药

枳实

厚朴

杏仁

用法： 上药为末，炼蜜为丸，每次 9 克，每日 1～2 次，温开水送服。亦可作汤剂，水煎服。

方解： 方中麻子仁性味甘平，质润多脂，功能润肠通便，为君药。杏仁上肃肺气，下润大肠；芍药养血益阴，缓急止痛为臣。大黄、枳实、厚朴即小承气汤，以轻下热结，除胃肠燥热为佐。蜂蜜甘缓，既助麻子仁润肠通便，又可缓和小承气汤攻下之力，以为佐使。

主治： 肠胃燥热，便秘。症见大便秘结，小便频数，舌苔微黄少津。

加减： 若兼郁怒伤肝，易怒目赤，加服更衣丸以清肝通便；若兼有肺热气逆，咳喘便秘者，加黄芩、瓜蒌仁、紫苏子；若燥热不甚，或药后通而不爽，可用青麟丸以通腑缓下，以免再秘。

大黄附子汤

温阳散寒，泻下冷积

方源： 汉代张仲景《金匮要略》

方歌： 金匮大黄附子汤，细辛散寒止痛良，冷积内结成实证，攻专温下妙非常。

组成： 大黄、附子（炮）各 9 克，细辛 3 克。

用法： 水煎服。

方解： 本方意在温下，故重用辛热之附子，温里散寒，止腹胁疼痛；以苦寒泻下之大黄，泻下通便，荡涤积滞，共为君药。细辛辛温宣通，散寒止痛，助附子温里散寒，是为臣药。大黄性味虽属苦寒，但配伍附子、细辛之辛散大热之品，则寒性被制而泻下之功犹存，为去性取用之法。三味合用，共成温经散寒、通便止痛之功。

主治：寒积便秘。症见腹痛，大便不通，手足不温，呃逆呕吐，苔白腻，脉紧弦。

加减：若腹部胀满、舌苔厚腻、积滞较重，可加木香、厚朴以加强行气导滞的作用；腹痛甚者，可加肉桂以温里止痛；体虚较甚者，可加当归、党参以益气养血。

六磨汤

理气调中，行滞通便

方源：元代危亦林《世医得效方》

方歌：六磨乌药与大黄，沉香木香枳槟榔，便秘气结可导滞，胸胁痞满效力强。

组成：沉香、木香、槟榔、乌药、枳实、大黄各3克。

用法：水煎服。

方解：方中木香、乌药行气

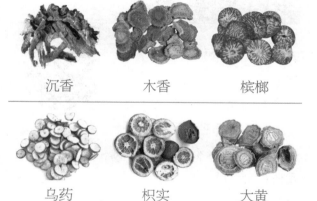

沉香　木香　槟榔

乌药　枳实　大黄

止痛；沉香降逆调中；枳实、槟榔、大黄导滞通便。诸药合用，共奏其功效。

主治：气滞腹痛，大便秘结而有热。症见大便干结，或不甚干结，欲便不得出，或便而不畅，肠鸣矢气，腹中胀痛，胸胁满闷，嗳气频作，饮食减少，舌苔薄腻，脉弦。

加减：体实者，加青皮、厚朴之类；体虚者，去槟榔，加紫苏子之类。

黄疸

黄疸是以目黄、身黄、小便黄为临床表现的一种肝胆病证。病因大多是外感时邪，疫毒所致。酒食不节，劳倦内伤，病及肝胆，日久不愈，亦是发生本证的重要原因。其病理变化，主要在肝、胆、脾，但常影响其他脏腑。黄疸分为阳黄、阴黄论治。阳黄发病较急，病程较短，皮肤色黄鲜明，属热证、实证。治疗多用清热除湿，利疸退黄等法；阴黄发病较慢，病程较长，色黄而晦暗，多属寒证、虚证。治疗多用温化寒湿，活血化瘀等法。

茵陈蒿汤

清热，利湿，退黄

方源： 汉代张仲景《伤寒论》

方歌： 茵陈蒿汤治疸黄，阴阳寒热细推详，阳黄大黄栀子入，阴黄附子与干姜。

  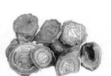

茵陈蒿　　　栀子　　　大黄

组成： 茵陈蒿18克，栀子5克，大黄（去皮）6克。

用法： 水煎服。

方解： 方中重用茵陈蒿为君药，本品苦泄下降，善能清热利湿，为治黄疸要药。臣以栀子清热降火，通利三焦，助茵陈蒿引湿热从小便而去。佐以大黄泻热逐瘀，通利大便，导瘀热从大便而下。三药合用，使湿热瘀滞下泄，小便通利，黄疸自消退。

主治： 热重于湿型阳黄。症见一身俱黄，色黄鲜明，小便不利，苔黄腻，脉沉数列滑数有力。

加减： 若脘闷腹胀者，加枳壳、厚朴；恶心呕吐者，加法半夏、陈皮、竹茹、黄连；若湿重于热，头重身困倦，胃满，苔厚腻微黄者，加茵陈五苓散。

大柴胡汤

和解少阳，内泻热结

方源： 汉代张仲景《伤寒论》

方歌： 大柴胡汤用大黄，芩枳夏芍枣生姜，少阳阳明合为病，和解功里效力彰。

组成： 柴胡、生姜（切）各15克，黄芩、白芍、半夏、枳实各9克，大黄6克，大枣4枚。

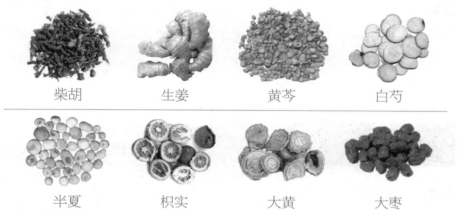

| 柴胡 | 生姜 | 黄芩 | 白芍 |
| 半夏 | 枳实 | 大黄 | 大枣 |

用法： 水煎服。

方解： 方中重用柴胡为君药，配臣药黄芩和解清热，以除少阳之邪；轻用大黄配枳实以内泻阳明热结，行气消痞，亦为臣药。白芍柔肝缓急止痛，与大黄相配可治腹中实痛，与枳实相伍可以理气和血，以除心下满痛；半夏和胃降逆，配伍大量生姜，以治呕逆不止，共为佐药。大枣与生姜相配，能和营卫而行津液，并调和脾胃，功兼佐使。

主治： 胆腑郁热型阳黄。症见上腹右胁胀闷疼痛，牵引肩背，身热不退，或寒热往来，口苦咽干，呕吐呃逆，尿黄赤，大便秘舌苔黄，脉弦数有力。

加减： 恶心呕逆明显，加竹茹、厚朴、陈皮；发热甚，加黄芩、金银花。

茵陈术附汤

温阳利湿

方源： 清代程气中龄《医学心悟》

方歌： 茵陈术附塞湿伤，乃是四逆巧梳妆，肉桂加之热更壮，此治阴黄是好方。

组成： 茵陈、炙甘草各3克，白术6克，附子、干姜各1.5克，肉桂1克。

用法： 水煎服。

方解： 方中茵陈、附子并用，以温化寒湿退黄；白术、干姜、炙甘草健脾温中；肉桂以助温中散寒。

主治： 寒湿阻遏型阴黄。症见身目俱黄，黄色晦暗不泽或如烟熏，右胁疼痛，痞满食少，神疲畏寒，腹胀便溏，舌淡苔白腻，脉濡缓或沉迟。

加减： 若尿少色黄，加泽泻、茯苓、猪苓以利湿退黄；若脘腹胀满，胸闷呕恶显著，可加厚朴、半夏、苍术、陈皮，以健脾燥湿，行气和胃；若胁腹疼痛作胀，酌加柴胡、香附以疏肝理气。

鳖甲煎丸　　　活血化瘀，软坚散结

方源： 汉代张仲景《金匮要略》

方歌： 活血化瘀鳖甲煎，蜂巢蜣妇虫射干；桃硝芩草丹紫桂，参夏姜黄柴芍添。再加石苇胶麦朴，疟母日久瘀在胁；腹痛消瘦女经止，化痰软坚服之痊。

组成： 鳖甲（炙）、硝石各90克，柴胡、蜣螂（熬）各45克，芍药、牡丹皮、䗪虫（熬）各37克，蜂房（炙）30克，射干、黄芩、鼠妇（熬）、干姜、大黄、桂枝、石苇（去毛）、厚朴、凌霄花、阿胶各22.5克，桃仁、瞿麦各15克，人参、半夏、葶苈各7.5克。

用法： 除硝石、鳖甲、阿胶外，20味烘干碎断，加黄酒600克拌匀，加盖封闭，隔水炖至酒尽药熟，干燥，与硝石等三味混合粉碎成细粉，炼蜜为丸，每丸重3克。每次1～2丸，每日2～3次，温开水送下。

方解： 方中重用鳖甲为主药，软坚消癥。辅以大黄、芍药、桃仁、牡丹皮、凌霄花、硝石、䗪虫、鼠妇、蜂房、蜣螂攻消血结，逐瘀化癥。用厚朴、石苇、瞿麦、射干等下气利小便；葶苈、半夏涤痰消痞，六药为佐。调寒热，和阴阳，有黄芩、干姜；通营卫则用桂枝、柴胡；益气血，又有人参、阿胶；煅灶下灰之温，清酒之热，亦助鳖甲消癥散结之功，诸药为使。为丸服者，取其峻药缓攻，逐渐消磨癥瘕，使疟邪尽去而不伤正。

主治：瘀血阻滞型阴黄。症见身黄，癥瘕结于胁下，推之不移，舌有紫斑或紫点，脉涩。

加减：寒象明显者，可去射干、凌霄花；热象明显者，宜减桂枝、干姜；湿浊不著者，去石韦、瞿麦、萆薢；肝血不足者，酌加当归、何首乌、枸杞子等养血柔肝；若脾气虚弱者，可加黄芪、茯苓、白术等健脾益气。

黄芪建中汤

补气散寒，健胃和中

方源：汉代张仲景《金匮要略》

方歌：小建中汤加黄芪，脾胃虚弱用之良，虚劳里急诸不足，温补脾胃气血养。

组成：饴糖30克，白芍18克，桂枝、生姜各9克，炙甘草6克，大枣4枚，黄芪9克。

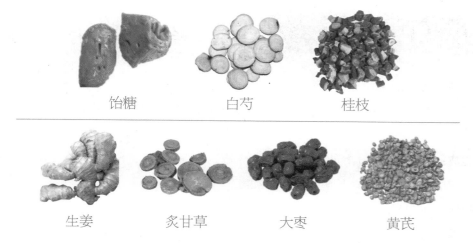

饴糖	白芍	桂枝

生姜	炙甘草	大枣	黄芪

用法：水煎服。

方解：方中黄芪、桂枝、生姜、饴糖益气温中；白芍、炙甘草、大枣补养气血。

主治：脾虚血亏型阴黄。症见面目及肌肤淡黄，甚则晦暗不泽肢软乏力，心悸气短，腹胀纳少，大便溏薄，舌淡，苔薄，脉濡或细弱。

加减：畏寒、肢冷、舌淡者，宜加附子、肉桂温阳祛寒；气虚乏力明显者，应重用黄芪，并加党参、白术，以增强补气作用。

胁痛

　　胁痛是指患者自觉一侧或两侧胁部疼痛的病症。病因主要有情志不遂、饮食不节、外感湿热、跌扑损伤、劳欲久病等，胁痛的基本病机为肝胆络脉失和。大抵胁肋胀痛，或走窜不定，多属气滞，胁肋刺痛，痛处不移，多属血瘀；胁肋隐隐作痛，多属血虚。初病者，多属实证，宜用疏肝、通络、化瘀、清热利胆等法；久病者，多属虚证，宜佐以养血柔肝之法。

膈下逐瘀汤　　活血祛瘀，行气止痛

方源： 清代王清任《医林改错》

方歌： 膈下逐瘀桃牡丹，当归枳壳延胡索甘，赤芍乌药五灵脂，川芎红花香附煎。

组成： 五灵脂（炒）、川芎、牡丹皮、赤芍、乌药各6克，当归、桃仁（研泥）、甘草、红花各9克，延胡索3克，香附、枳壳各4.5克。

用法： 水煎服。

方解： 方中桃仁、红花、当归、川芎、牡丹皮、赤芍、延胡索、五灵脂活血化瘀止痛；香附、乌药、枳壳疏肝理气，取气行则血行之意；甘草调和诸药。

主治： 瘀血阻络型胁痛。症见膈下积块，肚腹疼痛，痛处不移，咽干口燥，肌肤甲错，舌紫暗，脉细涩。

加减： 若血瘀气滞较甚，正气不衰，可适当加三棱、莪术；积块日久，血络瘀结，中气大伤，运化无权，饮食大减，消瘦脱形，应加党参、西洋参、茯苓、白术等补益正气之品。

龙胆泻肝汤

清利湿热，疏利肝胆

方源： 清代汪昂《医方集解》

方歌： 龙胆栀芩酒拌炒，木通泽泻车柴草，当归生地益阴血，肝胆实火湿热消。

组成： 龙胆草（酒炒）、木通、车前子、生地黄、柴胡、甘草各6克，黄芩（酒炒）、栀子（酒炒）、泽泻各9克，当归（酒炒）3克。

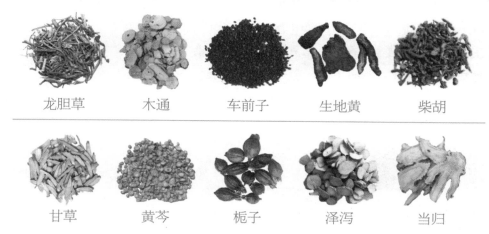

| 龙胆草 | 木通 | 车前子 | 生地黄 | 柴胡 |

| 甘草 | 黄芩 | 栀子 | 泽泻 | 当归 |

用法： 水煎服。

方解： 方中龙胆草、栀子、黄芩清利肝胆湿热；生地黄凉血清热；柴胡、当归、甘草疏肝理气、和络止痛；木通、泽泻、车前子引湿热从小便而出。

主治： 肝胆湿热型胁痛。症见胁肋胀痛或灼热疼痛，头痛目赤，口苦，舌红，苔黄，脉弦细有力。

加减： 若兼见发热、黄疸者，加茵陈、黄柏以清热利湿退黄；若胸闷纳呆、恶心呕吐，加半夏、陈皮和胃助运。

逍遥散

疏肝解郁，养血健脾

方源： 宋代陈师文《太平惠民和剂局方》

方歌： 逍遥散用当归芍，柴苓术草加姜薄，肝郁血虚脾气弱，调和肝脾功效卓。

组成： 当归、茯苓、白芍、白术、柴胡各9克，炙甘草4.5克。

用法： 上述各味为粗末，每次6～9克，加烧生姜1块，薄荷少许，共煎汤温服，每日3次。亦可作汤剂，加生姜3克，薄荷6克，水煎服。

方解： 方中以柴胡疏肝解郁，使肝气得以条达为君药。当归甘辛苦温，养血和血；白芍酸苦微寒，养血敛阴，柔肝缓急；当归、白芍与柴胡同用，补肝体而助肝用，使血和则肝和，血充则肝柔，共为臣药。木郁不达致脾虚不运，故以白术、茯苓、炙甘草健脾益气，既能实土以御木侮，且使营血生化有源，共为佐药。用法中加薄荷少许，疏散郁遏之气，透达肝经郁热；烧生姜温运和中，且能辛散达郁，亦为佐药。炙甘草尚能调和诸药，兼为使药。

主治： 肝气郁结型胁痛。症见两胁作痛，神疲食少，苔薄白，脉弦而虚。

加减： 肝郁化火，加牡丹皮、栀子以清热凉血。

一贯煎

滋阴疏肝

方源： 清代魏之琇《续名医类案》

方歌： 一贯煎中用地黄，沙参枸杞麦冬襄，当归川楝水煎服，阴虚肝郁是妙方。

组成： 北沙参、麦冬、当归身各9克，生地黄18～30克，枸杞子9～18克，川楝子4.5克。

用法： 水煎服。

北沙参　　麦冬　　当归身

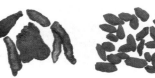

生地黄　　枸杞子　　川楝子

方解： 方中生地黄、枸杞子、北沙参、麦冬滋养肝肾；当归养血活络；川楝子理气止痛。

主治： 肝阴不足型胁痛。症见脘胁疼痛，吞酸吐苦，舌红少津，脉虚弦。

加减： 若胁痛明显，可加白芍、甘草、延胡索柔肝缓急、行气止痛；若肝肾阴虚，头晕目眩，视物昏花，可加菊花、蒺藜、女贞子滋肾平肝明目。

淋证

　　小便频数短涩，欲出不尽，滴沥刺痛，或痛引腰腹者，称淋证。有气淋、石淋、血淋、热淋、膏淋、劳淋之分。病因与外感湿热、饮食不节、情志失调、体虚劳倦等因素有关，病位在肾与膀胱，主要病机是肾虚、膀胱湿热，气化失司。治疗实热之证，宜宣通清利；虚寒之证，宜温阳补肾。若肾虚移热于膀胱，常虚实互见，治宜虚实兼顾。

无比薯蓣丸　温阳益精，补肾固摄

方源：唐代孙思邈《备急千金要方》

方歌：六味地黄去丹皮，五味赤脂苁蓉宜，菟丝牛膝巴戟仲，脾肾双亏气血益。

组成：山药、山茱萸、杜仲、肉苁蓉、菟丝子各12克，牛膝、茯苓、巴戟天、泽泻、熟地黄、赤石脂各6克，五味子18克。

用法：以上诸药共研为细末，炼蜜和丸，每丸9克。每次1丸，分早、晚2次温服，温开水送服。

方解：方中熟地黄、山茱萸、山药滋肾养阴；肉苁蓉、巴戟天、菟丝子、杜仲助阳以化气，故为治病之主药；辅以牛膝益肾活血，茯苓淡渗脾湿，泽泻宣泄肾浊，三药配之，补而不滞；五味子、赤石脂收敛固涩为佐药。

主治：劳淋。症见小便不利赤涩，但淋沥不已，时作时止，遇劳即发，头目眩晕，耳鸣腰酸，畏寒肢冷，舌淡，脉细弱。

加减：肾阳虚者，加肉桂、狗脊、鹿角胶；伴有水湿，面部或下肢轻度浮肿，去五味子、赤石脂等固涩之品，加猪苓、泽泻、木瓜利水渗湿；湿热未净，溲黄热痛者，加石韦、黄柏、滑石、土茯苓等兼顾祛邪。

石韦散

清热利水，排石通淋

方源： 唐代王焘《外台秘要》

方歌： 石韦散中用滑石，瞿麦车前冬葵子，热淋石淋一并治，清利排石效堪夸。

组成： 石韦、冬葵子各6克，滑石15克，瞿麦3克，车前子9克。

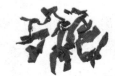
石韦

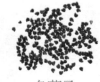
冬葵子

滑石

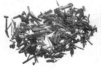
瞿麦

车前子

用法： 上药为散，每次9克，白汤调下，每日3次。亦作汤剂，水煎服。

方解： 方中石韦清热利湿，通淋排石；冬葵子滑利通窍；瞿麦、滑石、车前子利尿通淋清热，使湿热从小便而出。

主治： 石淋、砂淋。症见小便淋沥疼痛、苔黄尿赤，或有发热，或尿中有砂石。

加减： 若腰腹绞痛者，重用芍药，配甘草以缓急止痛，延胡索行气活血止痛；尿中带血，可加小蓟、生地榆、仙鹤草、三七粉以凉血活血止血。

沉香散

疏利气机，通利小便

方源： 明代李中梓《医宗必读》

方歌： 沉香散用滑石归，陈皮冬葵与石韦，白芍甘草王不留，利气疏导气淋推。

组成： 沉香、石韦（去毛）、滑石、王不留行、当归各15克，冬葵子、白芍各22.5克，橘皮、甘草各7.5克。

用法： 上药研为散，每次6克，煎大麦汤下。

方解： 方中沉香行气降气，橘皮调畅气机，当归、白芍养血柔肝，白芍配甘草又可缓急止痛，石韦、冬葵子、滑石、王不留行利尿通淋。

主治： 气淋。小便涩滞，淋沥不畅，小腹胀满疼痛，舌苔薄白，脉弦。

加减： 气滞严重，小腹胀满疼痛者，加乌药、青皮、川楝子开郁理气。

小蓟饮子

凉血止血，利水通淋

方源：宋代严用和《济生方》

方歌：小蓟饮子藕蒲黄，木通滑石生地裹，归草黑栀淡竹叶，血淋热结服之良。

组成：生地黄、小蓟、滑石、木通、蒲黄、藕节、淡竹叶、当归、栀子、甘草各9克。

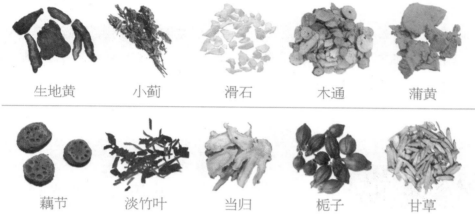

生地黄　　小蓟　　滑石　　木通　　蒲黄

藕节　　淡竹叶　　当归　　栀子　　甘草

用法：水煎服。

方解：方中生地黄凉血止血，养阴清热；小蓟、藕节、蒲黄凉血止血，兼能化瘀，使血止而无留瘀之患；木通、淡竹叶、滑石、栀子清热利尿通淋；当归养血和血；甘草缓急止痛，调和诸药。

主治：血淋。症见小便热涩刺痛，尿色深红或夹血块，疼痛满急加剧，舌红，脉数。

加减：若热重出血多，可加黄芩、白茅根，重用生地黄；若血多痛甚，可另服参三七、琥珀粉，以化瘀通淋止血。

膏淋汤

益肾健脾，固涩止淋

方源：张锡纯《医学衷中参西录》

方歌：膏淋汤中生地黄，山药芡实龙骨裹，杭白芍牡蛎与党参，固涩止淋此方求。

组成： 生山药30克，生芡实、生龙骨、生牡蛎、生地黄各18克，党参、生白芍各9克。

用法： 水煎服。

方解： 方中党参、生山药健脾益肾，补气固摄；生地黄、生白芍滋肾养阴；生芡实、生龙骨、生牡蛎固涩脂液。

主治： 膏淋之虚证。病久不已，反复发作，淋出如脂，涩痛不甚，腰酸膝软，舌淡，脉细数无力。

加减： 偏脾虚湿惑者，可加薏苡仁、土茯苓、苍术清利湿浊，兼顾祛邪；偏于脾虚中气下陷者，配用补中益气汤；偏于肾虚，当分别阴阳，阴虚者配用左归丸，阳虚者配用右归丸。

八正散　　清热泻火，利水通淋

方源： 宋代陈师文《太平惠民和剂局方》

方歌： 八正木通与车前，萹蓄大黄滑石研，草梢瞿麦兼栀子，煎加灯草痛淋蠲。

组成： 瞿麦、木通、萹蓄、车前子、滑石、大黄、炙甘草、栀子各9克。

用法： 上药共研粗末为散，每次用6～10克，灯心煎汤送服。亦可作汤剂，加灯心草，水煎服。

方解： 方中瞿麦利水通淋，清热凉血，木通利水降火为主；辅以萹蓄、车前子、滑石、灯心草清热利湿，利窍通淋，以栀子、大黄清热泻火，引热下行；炙甘草和药缓急，止尿道涩痛。

主治： 热淋。症见尿频尿急，溺时涩痛，舌苔黄腻，脉滑数。

加减： 若大便秘结、腹胀，可重用生大黄、枳实；若湿热伤阴，去大黄，加生地黄、知母、白茅根；若伴寒热、口苦、呕恶，可合小柴胡汤。

癃闭

癃闭又称闭癃，是指排尿困难，甚至小便闭塞不通的一种病证。将小便不利，点滴而短少，病势较缓者称为癃；小便闭塞，点滴不通，病势较急者称为闭。癃和闭虽有区别，但都是指排尿困难，只有程度上的不同，因此多合称为癃闭。多因外邪侵袭，饮食不节，情志内伤等所致。治疗当根据不同原因，施以相应的治疗，总宜守"急则治其标，缓则治其本"的原则。内治法常用清热利湿，通利水道，温阳行水，滋阴益气，以及行瘀散结等法。

清肺饮

清热利水

方源： 清代李用粹《证治汇补》

方歌： 清肺饮用苓木通，栀子黄芩麦门冬，桑白皮与车前子，肺热气壅癃闭通。

组成： 栀子、黄芩、麦冬、桑白皮、车前子、木通、茯苓各9克。

用法： 水煎服。

方解： 肺为水之上源，源清而流自洁，故方中以黄芩、桑白皮清泄肺热，麦冬滋养肺阴，车前子、木通、栀子、茯苓清热而通利小便。

主治： 肺热壅盛型癃闭。症见小便不畅，甚或点滴不通，咽干，烦渴欲饮，呼吸急促，或有咳嗽，苔薄黄，脉数。

加减： 若兼表证而见头痛，鼻塞，脉浮者，可加薄荷、桔梗以解表宣肺；若大便不通，可加杏仁、大黄以宣肺通便。若患者出现心烦，舌尖红或口舌生疮等症，乃为心火旺盛之征象，可加黄连、竹叶等以清心火。

济生肾气丸 温肾化气，利水消肿

方源： 清代张璐《张氏医通》

方歌： 肾气丸补肾阳虚，熟地山药及山萸，丹皮苓泽加桂附，阴中求阳在温煦。

组成： 附子（制）、肉桂、熟地黄、牛膝各15克，山药、山茱萸（制）、茯苓、泽泻、牡丹皮、车前子各30克。

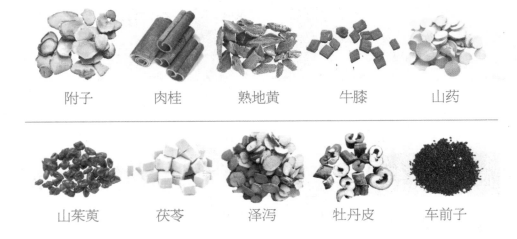

| 附子 | 肉桂 | 熟地黄 | 牛膝 | 山药 |

| 山茱萸 | 茯苓 | 泽泻 | 牡丹皮 | 车前子 |

用法： 水蜜丸每次6克，小蜜丸每次9克，大蜜丸每次1丸，每日2～3次。

方解： 方中肉桂、附子补下焦之阳，以鼓动肾气；六味地黄丸补肾滋阴；车前子利水，故本方可温补肾阳，化气行水，使小便得以通利。

主治： 肾阳虚惫型癃闭。症见形寒畏冷，腰以下尤甚，小便不利，排出无力，舌淡嫩质胖，苔白滑，脉沉细。

加减： 二者畏寒，加巴戟天、淫羊藿、锁阳；若遗精，加金樱子、莲须、芡实。

阳痿

阳痿是指青壮年男子阴茎痿弱不起，临房举而不坚，或坚而不能持久的病证。病因虽然复杂，但以房劳太过，频犯手淫为多见。病位在肾，并与心、脾、肝关系密切。治疗主要从病因病机入手，属虚者宜补，属实者宜泻，有火者宜清，无火者宜温。命门火衰者，应温肾壮阳，滋肾填精，忌纯用刚热燥涩之剂，宜选用血肉有情温润之品；心脾受损者，补益心脾；恐惧伤肾者，益肾宁神；肝郁不舒者，疏肝解郁；湿热下注者，苦寒坚阴，清热利湿。节制房事，戒除手淫，调节好情志，都是重要的辅助治疗措施。

归脾汤　　益气补血，健脾养心

方源：明代薛己《正体类要》

方歌：归脾汤用术参芪，归草茯苓远志齐，酸枣木香龙眼肉，兼加姜枣益心脾。

组成：人参6克，白术、当归、白茯苓、黄芪、远志、龙眼肉、酸枣仁（炒）各3克，木香1.5克，炙甘草1克。

用法：加生姜、大枣，水煎服。

方解：方中用人参、黄芪、白术、白茯苓、炙甘草健脾益气，酸枣仁、远志、龙眼肉养心安神，当归补血。木香，理气醒脾。诸药合用，共奏益气补血、养心健脾安神之功。

主治：心脾受损型阳痿。症见阳事不举，精神不振，夜寐不安，健忘，胃纳不佳，面色少华，舌淡，苔薄白，脉细。

加减：若夜寐不酣，可加夜交藤、合欢皮、柏子仁养心安神；若胸脘胀满，泛恶纳呆，属痰湿内盛者，加用半夏、川朴、竹茹以燥湿化痰。

益肾固精汤

益肾固精，调和营卫

方源：《名医治验良方》（焦树德方）

方歌： 益肾固精二地萸，苓泽丹桂白芍姜，甘草大枣五味子，远志附片生龙牡。

组成： 生地黄、熟地黄各12克，茯苓15克，山茱萸、泽泻、牡丹皮、桂枝、远志、五味子各10克，白芍12克，生姜3片，大枣4枚，甘草、制附片各5克，生龙骨（先下）、生牡蛎（先下）各30克。

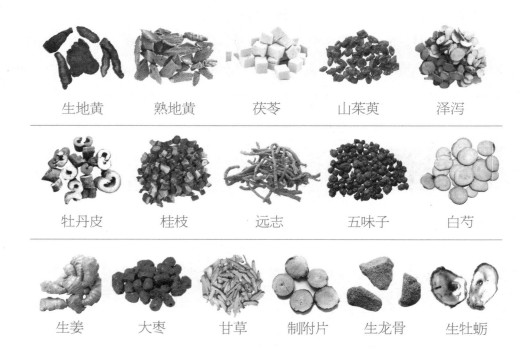

| 生地黄 | 熟地黄 | 茯苓 | 山茱萸 | 泽泻 |

| 牡丹皮 | 桂枝 | 远志 | 五味子 | 白芍 |

| 生姜 | 大枣 | 甘草 | 制附片 | 生龙骨 | 生牡蛎 |

用法： 水煎服。

方解： 本方系由桂枝加龙骨牡蛎汤加味而成。方用生地黄、熟地黄、山茱萸、牡丹皮、白芍滋补肝肾，凉血清热；茯苓、泽泻利水渗湿；制附片、五味子益肾助阳；远志、茯苓宁心安神；桂枝汤调和营卫；生龙骨、生牡蛎益肾固精，敛镇安神。生姜、大枣调和脾胃。诸药合用，共奏益肾固精、调和营卫之功。

主治： 腰酸腿软、遗精、阳痿早泄、自汗盗汗、精神倦怠、久治未愈。

有梦而遗精者，称为梦遗；无梦而遗精，甚至清醒时精液自出者，称为滑精。本病病位主要在肾和心，并与肝、脾密切相关。病机主要是君相火旺，扰动精室；湿热痰火下注，扰动精室；劳伤心脾，气不摄精；肾精亏虚，精关不固。治疗应结合脏腑，分虚实而治，实证以清泄为主，心病者兼用安神；虚证以补涩为主，属肾虚不固者，补肾固精；劳伤心脾者，益气摄精。平时应注意调摄心神，排除杂念，以持心为先，同时应节制房事，戒除手淫。

程氏萆薢分清饮　导湿理脾，清热利湿

方源： 清代程国彭《医学心悟》

方歌： 程氏萆薢分清饮，黄柏茯苓术丹参，莲子菖蒲及车前，清热利湿淋浊分。

组成： 川萆薢6克，黄柏（炒褐色）、石菖蒲各15克，茯苓、白术各3克，莲子心2.1克，丹参、车前子各4.5克。

用法： 水煎服。

方解： 方中川萆薢、黄柏、茯苓、车前子清热利湿，莲子心、丹参、石菖蒲清心安神，白术健脾利湿。

主治： 湿热下注型遗精。症见遗精频作，或有梦或无梦，或尿时有少量精液外流，小便热赤浑浊，或尿涩不爽，口苦或渴，心烦少寐，口舌生疮，大便溏臭，或见脘腹痞闷，恶心，苔黄腻，脉濡数。

加减： 若饮食不节，醇酒厚味损伤脾胃，酿痰化热，宜清热化痰，可加苍白二陈汤加黄柏；若湿热流注肝之经脉者，宜苦泄厥阴，加龙胆泻肝汤清热利湿；若精中带血，又称血精，可加白茅根、炒蒲黄等清热凉血止血；若患者尿时不爽，小腹及阴部作胀不适，为病久夹有瘀热之症，可加虎杖、败酱草、赤芍、川牛膝等以化瘀清热。

妙香散

补气宁神，行气开郁

方源： 宋代陈师文《太平惠民和剂局方》

方歌： 妙香山药与参芪，甘桔二茯远志随，少佐朱砂木香麝，惊悸郁结梦中遗。

组成： 麝香（别研）3克，木香（煨）75克，山药（姜汁炙）、茯神（去皮、木）、茯苓（去皮，不焙）、黄芪、远志（去心，炒）各30克，人参、桔梗、甘草（炙）各15克，朱砂（别研）9克。

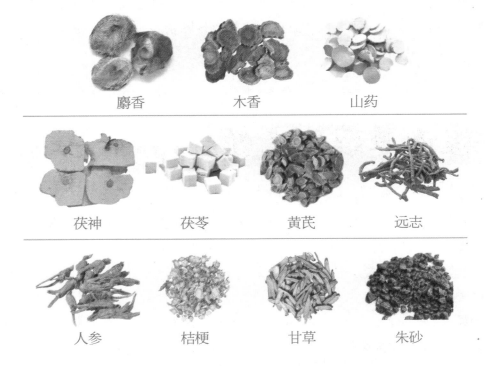

麝香	木香	山药

茯神	茯苓	黄芪	远志

人参	桔梗	甘草	朱砂

用法： 上为细末。每服6克，温酒调服，不拘时候。

方解： 方中人参、黄芪益气以生精，山药、茯苓扶脾，远志、朱砂清心安神，木香理气，桔梗升清，麝香开窍，甘草调和诸药。全方合用，使气充神守，遗精自愈。

主治： 劳伤心脾型遗精。症见劳累则遗精，心悸不宁，失眠健忘，面色萎黄，四肢困倦，食少便溏，舌淡、苔薄白，脉细弱。

加减： 若中气不升，可加升麻、柴胡，或改用补中益气汤以升提中气。

金锁固精丸

固肾涩精

方源： 清代汪昂《医方集解》

方歌： 金锁固精芡莲须，龙骨蒺藜牡蛎需，莲须糊丸盐酒下，涩精秘气滑遗无。

组成： 沙苑子（炒）、芡实（蒸）、莲须各60克，龙骨（酥炙）、牡蛎（盐水煮每日一夜，煅粉）各30克。

用法： 上药共研细末，莲子粉煮糊为丸，如梧桐子大。每次服9克，用淡盐汤或温开水送下。也可改用饮片作汤剂，加入适量莲子肉水煎服，各药用量按常规剂量酌定。

方解： 本方所治遗精为肾虚精关不固所致。方中沙苑子补肾涩精；莲须、芡实清心固肾，培补脾土；莲须、煅龙骨、煅牡蛎性涩收敛，专以涩精为用。综观全方，既可涩精液之外泄，又能补肾精之不足，补涩同用，标本兼顾，共奏固肾涩精之功。但本方毕竟是以固涩为主，若遗精滑泄已止，便需用补肾之品，补虚固肾以治其本。

主治： 遗精滑泄、腰酸耳鸣、神疲乏力、四肢酸软、舌淡苔白、脉细弱者。

加减： 若见尿频、畏寒、脉沉弱而偏于肾阳虚者，加补骨脂、山茱萸；有梦而遗、心烦不眠、舌红少津、脉细数而偏于肾阴虚者，加龟甲、女贞子；若肾阴虚有火，加知母、黄柏；腰痛甚者，加狗脊、桑寄生、杜仲、续断；若兼见阳痿，加锁阳、巴戟天、淫羊藿、仙茅。

五子衍宗丸

添精补髓，疏利肾气

方源： 清代《清太医院配方》

方歌： 五子衍宗菟车前，覆盆枸杞五味全，再加熟地泽茯苓，山萸山药炼蜜团。

组成： 菟丝子、车前子、覆盆子、枸杞子、五味子各15克，熟地黄24克，茯苓、泽泻各90克，山茱萸、山药各120克。

用法： 上药共研细末，炼蜜为丸。每服9克，日服2次，温开水或淡盐汤送下，冬月酒送服。

方解： 五子衍宗丸，方名最先见于《千金要方》一书，其药味为覆盆子、车前子、五味子、菟丝子、蒺藜子；《医学入门》去蒺藜子加入枸杞子仍用其名，后世遵之。其中枸杞子、覆盆子、菟丝子补肾养阴，填精益髓；五味子滋肾涩精、振奋肾阳；车前子利水滋阴，其性润通，制其他滋补药之黏腻，使之补而不滞；本方未更其名，又加入了六味地黄丸去性味苦寒之牡丹皮，滋阴补肾，收敛元气之力大增，与诸子生发之气相合，当有补肾助阳之能。肾主骨生髓，其华在发，故本方亦有强壮筋骨，乌须发的作用。

主治： 肾虚遗精、阳痿早泄、小便后余沥不尽、久不生育及气血两虚、须发早白。

加减： 本方加鹿角胶、龟甲胶效果更好；本方加鹿茸、桑螵蛸，对精虫异常，成活率不高者确有疗效。

固真丸

补肾固精

方源： 明代张景岳《景岳全书》

方歌： 固真丸中用菟丝，牡蛎茯苓与金樱，研末为丸温酒下，补肾固精疗效高。

组成： 菟丝子500克，牡蛎（煅）、金樱子（去子、蒸熟）、茯苓各120克。

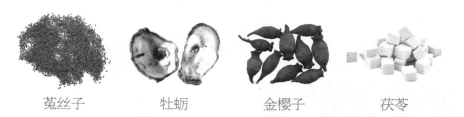

| 菟丝子 | 牡蛎 | 金樱子 | 茯苓 |

用法： 上药共研细末，为蜜丸。每服9克，日服2次，温酒或盐开水送下。亦可改用饮片作汤剂水煎服，各药用量按常规剂量酌定。

方解： 方用菟丝子、茯苓补肾健脾；配以金樱子、牡蛎收敛固精。合而用之，共奏补肾固精之功。

主治： 肾虚遗精、滑精、腰膝酸软、面白少华、苔白舌淡、脉细弱者。

加减： 若见头昏、耳鸣、舌红、脉细数等阴虚证，加知母、黄柏、牡丹皮、地黄；若为畏寒肢冷等阳虚证，加补骨脂、韭菜子、鹿角胶、芡实。

郁证

郁证是由情志不舒，气机郁滞所引起的疾病的总称。本病的发生与情志失调和体质因素有密切的关系。基本病机为气机郁滞，脏腑功能失调。病位主要在肝，可涉及心、脾、肾等脏。治疗郁证的基本原则是理气解郁。应根据脏腑病变的不同，阴阳气血的盛衰，以及出现化火、夹湿、生痰等不同情况，而辨证用药。

柴胡疏肝散　　疏肝理气，活血止痛

方源： 明代叶文龄《医学统旨》

方歌： 柴胡疏肝芍川芎，枳壳陈皮草香附，疏肝行气兼活血，胁肋疼痛立能消。

组成： 柴胡、陈皮（醋炒）各6克，川芎、枳壳（麸炒）、白芍、香附各5克，炙甘草3克。

用法： 水煎服。

方解： 方中柴胡疏肝解郁，调理气机为主药；香附、白芍助柴胡和肝解郁，陈皮、枳壳行气导滞共为方中辅药；川芎理气活血止痛，为方中佐药；炙甘草和中，调和诸药为使药。

主治： 肝气郁滞型郁证。症见精神抑郁，情绪不宁，胁肋胀痛，舌淡红，苔薄腻，脉弦。

加减： 肝气犯胃，胃失和降而见嗳气频作，脘闷不舒者，可加旋覆花、代赭石、苏梗、法半夏等平肝和胃降逆；胁肋痛甚，酌加当归、郁金、乌药等以增强其行气活血之力；兼食滞腹胀者，可加神曲、鸡内金、麦芽消食化滞。

丹栀逍遥散　　疏肝解郁，养血健脾

方源：现代《方剂学》

方歌：逍遥散用当归芍，柴苓术草加姜薄，更有丹栀逍遥散，调经解郁清热着。

组成：栀子9克，柴胡、当归、白芍、白术、茯苓各15克，牡丹皮、炙甘草各6克。

用法：共为粗末，每次6～9克，煨姜、薄荷少许，共煎汤温服，每日3次。亦可作汤剂，水煎服。

方解：方中柴胡、当归、白芍、薄荷解郁柔肝止痛，牡丹皮、栀子清肝泄热，白术、茯苓、炙甘草、煨姜和中健胃。

主治：肝郁化火型郁证。症见急躁易怒，胸胁胀痛，口苦口干，头痛、目赤、耳鸣，或见嘈杂吞酸，大便秘结，舌红，苔黄，脉弦数。

加减：热势较甚、口苦便秘者，加龙胆草、大黄泻热通腑；肝火上炎而见头痛、目赤者，加钩藤、菊花、蒺藜清热平肝。

半夏厚朴汤　　行气散结，降逆化痰

方源：汉代张仲景《金匮要略》

方歌：半夏厚朴痰气疏，茯苓生姜共紫苏，加枣同煎名四七，痰凝气滞皆能除。

组成：茯苓、半夏12克，厚朴9克，生姜15克，紫苏叶6克。

用法：水煎服。

方解：方用厚朴、紫苏叶理气宽胸，开郁畅中；半夏、生姜、茯苓化痰散结，和胃降逆。

主治：痰气郁结型郁证。症见精神抑郁，咽中如物梗塞，胸部满闷，胁肋胀满，吞之不下，咯之不出，舌淡红，苔白润式向滑，脉弦缓式弦滑。

加减：若痰郁化热而见烦躁、舌红、苔黄，加瓜蒌、竹茹、黄连、黄芩清化痰热；若湿郁气滞而兼胸痞闷、嗳气、苔腻，加佛手片、香附、苍术理气除湿；若兼有瘀血，而见胸胁刺痛、舌紫暗或有瘀点瘀斑、脉涩，可加丹参、郁金、降香、片姜黄活血化瘀。

甘麦大枣汤

养心安神，和中缓急

方源： 汉代张仲景《金匮要略》

方歌： 金匮甘麦大枣汤，妇人
脏躁喜悲伤，精神恍惚常欲哭，
养心安神效力彰。

  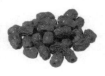

甘草　　　小麦　　　大枣

组成： 甘草9克，小麦20克，大枣10枚。

用法： 水煎服。

方解： 方中小麦味甘微寒，养心安神为君；甘草甘平，补脾益气而养心气为臣；
大枣性味甘温，补中益气，并润脏燥为佐。

主治： 心神失养型郁证。症见精神恍惚，心神不宁，多疑易惊，悲忧善哭，
喜怒无常，或时时欠伸，或手舞足蹈，或詈骂喊叫，舌淡，脉弦细。

加减： 血虚生风而见手足蠕动者，可加入当归、生地、珍珠母、钩藤等养血
息风；若兼舌干咽燥，五心烦热，舌红，脉细数等，属心阴不足，心火偏旺，
可加朱砂安神丸以清心安神。

滋水清肝饮

滋肾养阴，疏肝泄热

方源： 清代高鼓峰《医宗己任编》

方歌： 滋水清肝是名方，归芍枣仁熟地黄，栀柴山苓丹皮泽，更有萸肉保健康。

组成： 熟地黄、山药、山茱萸、茯苓、泽泻、牡丹皮、白芍、栀子、酸枣仁、
当归各10克，柴胡6克。

用法： 水煎服。

方解： 方中熟地黄、山茱萸、山药之"三补"，以补肾阴为主；茯苓、泽
泻、牡丹皮之"三泻"治标；当归、白芍、酸枣仁、柴胡、栀子滋养阴血，
疏肝清热。

主治： 肝阴肾阴亏虚型郁证。症见情绪不宁，目干畏光，腰酸肢软，急躁易
怒，视物昏花，头痛且胀，或遗精，妇女则月经不调，舌红，少津，脉弦细，

或弦细数。

加减： 若虚火较甚，症见低热，可加银柴胡、白薇、麦冬、地骨皮以清虚热；腰酸遗精、乏力者，可加知母、龟甲、杜仲、牡蛎等以益肾固精；月经不调者，可加香附、泽兰、益母草理气开郁、活血调经。

酸枣仁汤

养血安神，清热除烦

方源： 汉代张仲景《金匮要略》

方歌： 酸枣仁汤治失眠，川芎知草茯苓煎，养血除烦清虚热，安然如睡梦香甜。

组成： 酸枣仁15克，知母、茯苓、川芎各6克，甘草3克。

用法： 水煎服。

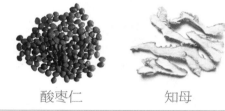

酸枣仁　　　　知母

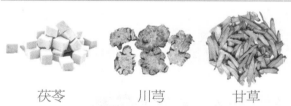

茯苓　　　川芎　　　甘草

方解： 方中重用酸枣仁为君，以其甘酸质润，入心、肝之经，养血补肝，宁心安神。茯苓宁心安神；知母苦寒质润，滋阴润燥，清热除烦，共为臣药。与君药相伍，以助安神除烦之功。佐以川芎之辛散，调肝血而疏肝气，与大量之酸枣仁相伍，辛散与酸收并用，补血与行血结合，具有养血调肝之妙。甘草和中缓急，调和诸药为使。

主治： 肝郁血虚型郁证。症见情志抑郁，头晕眼花，两胁作胀，焦虑失眠，多梦易醒、烦躁不安、目赤、耳鸣，咽干口燥，舌红、苔黄，脉弦数。

加减： 若血虚甚而头目眩晕重，加白芍、当归、枸杞子以增强养血补肝的功效；若虚火重而咽干口燥甚，加生地黄、麦冬以养阴清热。

紫斑

血液溢出于肌肤之间，皮肤表现青紫、紫红斑点或斑块的病症，称为紫斑。常因热盛迫血、阴虚火旺和气不摄血而血溢肌肤所致。本病发病多较急，出血为其主症。除皮肤、黏膜出现紫癜外，常伴鼻衄、齿衄、呕血、便血、尿血等。出血严重者，可见面色苍白等血虚症状，甚则发生虚脱。本病的治疗，实证以清热凉血为主；虚证以益气摄血、滋阴降火为主。临证需注意证型之间的相互转化或同时并见。治疗时宜分清主次，统筹兼顾。

清营汤　　　　清营解毒，透热养阴

方源： 清代吴鞠通《温病条辨》

方歌： 清营汤治热传营，身热夜甚神不宁，角地银翘玄连竹，丹麦清热更护阴。

组成： 生地黄15克，犀角（水牛角代）、玄参、麦冬、金银花各9克，丹参、连翘各6克，竹叶心3克，黄连2克。

用法： 水煎服。

方解： 方中水牛角清营凉血，合黄连泄热解毒；生地黄、玄参、麦冬、丹参，均能养阴增液，使热去而津液得以补充；金银花、竹叶心、连翘清热解毒，使营热因开达作用透热转气而解。

主治： 热盛迫血型紫斑。症见身热夜甚，烦躁不眠，时有谵语，身见斑疹，口渴欲饮，苔黄质干绛。

加减： 可酌加紫草、茜草凉血止血，化斑消瘀。若发热口渴，烦躁不安，紫斑密集成片者，可加用生石膏、龙胆草，并冲服紫雪以增强清热泻火解毒之效；还可合用十灰散以增强凉血止血、活血化瘀之效。

第一章 内科病特效处方　　77

十灰散

方源： 元代葛可久《十药神书》

方歌： 十灰散用十般灰，柏茅茜荷丹棕随，二蓟栀黄皆炒黑，凉降止血此
方推。

组成： 大蓟、小蓟、荷叶、侧柏叶、白茅根、茜草根、栀子、大黄、牡丹皮、
棕榈皮各 9 克。

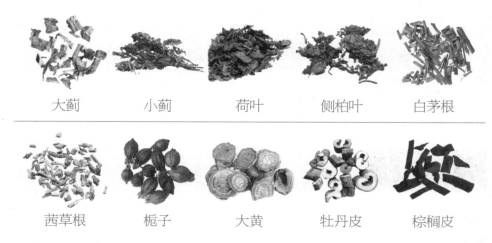

| 大蓟 | 小蓟 | 荷叶 | 侧柏叶 | 白茅根 |

| 茜草根 | 栀子 | 大黄 | 牡丹皮 | 棕榈皮 |

用法： 各药烧炭存性，为末，藕汁或萝卜汁磨京墨适量，调服 9～15 克；亦
可作汤剂，水煎服。

主治： 血热妄行型紫斑。症见皮肤出现青紫斑点或斑块，或伴有鼻衄、齿衄、
便血、尿血，或有发热，口渴，便秘，舌红，苔黄，脉弦数。

方解： 方中以大蓟、小蓟、侧柏叶、茜草根、白茅根清热凉血止血；棕榈皮
收敛止血；牡丹皮、荷叶、栀子清热凉血；大黄通腑泄热。且大蓟、小蓟、
茜草根、大黄、牡丹皮等药均兼有活血化瘀的作用，故全方具有止血而不留
瘀的优点。

加减： 热毒炽盛，发热，出血广泛者，加生石膏、龙胆草、紫草，冲服紫雪
丹；热壅胃肠，气血瘀滞，症见腹痛、便血者，加白芍、甘草、地榆、槐花，
缓急止痛，凉血止血；邪热阻滞经络，兼见关节肿痛者，酌加秦艽、木瓜、
桑枝等舒筋通络。

汗证

汗证是指人身脏腑气血失去平衡，营卫失于协调，以致津液外泄，表现全身或局部非正常出汗的一种疾病。时时汗出，动则益甚者为自汗；寐则汗出，醒来则止者为盗汗；在病情危重时全身大汗淋漓，或汗出如油者为脱汗；外感热病中，全身战栗而汗出者为战汗；汗出色黄，染衣着色者为黄汗。本病病因病机复杂，多由邪客表虚，营卫不和；肺气亏虚、卫表不固；阳气虚衰、津液失摄；阴虚火旺、虚火烁津；热邪郁蒸、迫津外泄等所致。治疗应分清虚实，以益气固表、调和营卫、滋阴降火、清热化湿为主要方法。

桂枝汤

解肌发表，调和营卫

方源：汉代张仲景《伤寒论》

方歌：桂枝汤治太阳风，芍药甘草姜枣同，解肌发表调营卫，表虚有汗此为功。

组成：桂枝、芍药、生姜各9克，炙甘草6克，大枣4枚。

用法：水煎服。

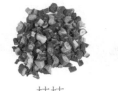
桂枝

芍药

生姜

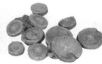
炙甘草

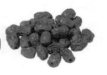
大枣

方解：方中桂枝温经解肌，芍药敛阴和营，桂枝、芍药同用，调和营卫以使腠理固密，佐生姜、大枣、炙甘草和中，助其调和营卫之功。

主治：营卫不和型自汗。症见汗出恶风，周身酸楚，时寒时热，或表现半身、某局部出汗，苔薄白，脉浮缓。

加减：若气虚明显，加黄芪、党参益气固表；失眠多梦、心悸者，加龙骨、牡蛎以安神止汗。

当归六黄汤

清虚热，滋阴泻火

方源： 金代李东垣《兰室秘藏》

方歌： 当归六黄二地黄，芩连芪柏共煎尝，滋阴泻火兼固表，阴虚火旺盗汗良。

组成： 当归、生地黄、熟地黄、黄芩、黄柏、黄连各6克，黄芪12克。

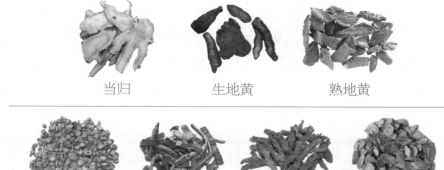

| 当归 | 生地黄 | 熟地黄 |

| 黄芩 | 黄柏 | 黄连 | 黄芪 |

用法： 水煎服。

方解： 方中当归、生地黄、熟地黄滋阴养血；黄芩、黄连清心肺之火；黄柏泻相火而坚阴；黄芪益气固表。

主治： 阴虚火旺所致的盗汗证。症见盗汗面赤，心烦溲赤，舌红，脉数。

加减： 可加龙骨、牡蛎、糯稻根以敛汗；骨蒸潮热重者，可合用青蒿鳖甲汤滋阴退热；阴虚相火妄动者，可与知柏地黄丸加减应用。

玉屏风散

益气，固表止汗

方源： 元代危亦林《世医得效方》

方歌： 玉屏风散最有灵，芪术防风鼎足形，表虚汗多易感冒，药虽相畏效相成。

组成： 防风15克，黄芪（蜜炙）、白术（炒）各30克。

用法： 上药共为粗末，每次6～9克，水煎服；亦可作汤剂，水煎服。

方解： 方中黄芪补气固表，白术健脾补气以实表，佐防风祛风走表而助黄芪固表之力。

主治： 肺气虚弱自汗。症见汗出恶风，稍劳尤甚，易于感冒，体倦乏力，面色少华，苔薄白，脉细弱。

加减： 若汗出多，可加浮小麦、糯稻根、牡蛎固表敛汗；气虚甚者，加党参、黄精益气固摄；若兼有阴盛而见舌红、脉细数，加麦冬、五味子养阴敛汗。

牡蛎散　　　　　　敛阴止汗，益气固表

方源： 宋代陈师文《太平惠民和剂局方》

方歌： 牡蛎散内用黄芪，浮麦麻黄根最易，自汗盗汗心液损，固表敛汗见效奇。

组成： 黄芪、麻黄根、牡蛎各30克。

黄芪

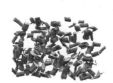
麻黄根

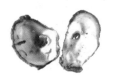
牡蛎

用法： 为粗散，每服9克，加浮小麦30克，水煎温服；亦作汤剂，用量按原方比例酌减，加小麦30克，水煎温服。

方解： 方中牡蛎益阴潜阳、除烦敛汗为君药；黄芪益气实卫、固表止汗为臣药；麻黄根专于止汗，为佐药；小麦益心气、养心阴、清心除烦而止汗为佐使药。诸药合用，使气阴得养，肌表得固，心火得清，汗出自止。

主治： 体虚自汗、盗汗证。症见常自汗出，夜卧更甚，心悸惊惕，短气烦倦，舌淡红，脉细弱。

加减： 可加煅龙骨、糯稻根、瘪桃干。若属气虚自汗，可加党参、白术以健脾益气；阳虚汗出，加白术、附子以助阳固表；阴虚盗汗，加干地黄、白芍以养阴止汗；血虚多汗，加熟地黄、何首乌以滋养阴血。

芪附汤

方源： 明代孙一奎《赤水玄珠》

方歌： 卫阳不固汗洋洋，须用黄芪附子汤，附暖丹田元气生，得芪固脱守其乡。

组成： 黄芪（蜜炙）、附子（炮）各6克。

用法： 上锉作一服，加生姜，水煎服。

方解： 方中黄芪益气固表止汗，附子温肾益阳，以振奋卫气生发之源。

主治： 心肾亏虚自汗证。症见自汗不止，畏寒肢冷，肢体倦怠，舌淡，舌体胖润，有齿痕，苔白，脉沉细。

加减： 若四肢厥冷，加桂枝、肉桂通阳补肾；乏力甚者，加人参、白术、大枣补中益气；汗多者加浮小麦、龙骨、牡蛎以止汗敛阴。

桂枝加黄芪汤　调和营卫，行阳散邪

方源： 汉代张仲景《金匮要略》

方歌： 黄汗都由郁热来，历详变态费心裁，桂枝原剂芪加二，啜粥重温令郁开。

组成： 桂枝、芍药、生姜各9克，黄芪、甘草各6克，大枣3枚。

用法： 水煎服。须臾饮热稀粥一升余，以助药力，温覆取微汗。若不出汗，再服。

方解： 方中桂枝温阳化气，散寒祛湿，调畅营卫；黄芪益气固表，与桂枝相配伍，以温阳化湿；芍药益营敛阴；生姜宣散营卫中寒湿；甘草、大枣，益气充荣营卫。

主治： 邪热郁蒸之黄汗。症见汗出色黄，染衣着色，舌红，苔黄腻，脉弦滑或滑数。

加减： 气虚较甚者，重用黄芪，加党参、白术；若黄汗、黄疸，加茵陈、栀子、黄柏；若外感表虚，加白术、防风；若盗汗，倍芍药，加当归；多汗者，加浮小麦。

消渴

消渴是以多饮、多食、多尿、形体消瘦，或尿有甜味为特征的一种疾病。本病多因先天禀赋不足、饮食失节、情志失调、劳欲过度所致。病变的脏腑主要在肺、胃、肾，其病机主要在于阴津亏损，燥热偏胜，而以阴虚为本，燥热为标，两者互为因果。治疗以清热润燥、养阴生津为基本原则。由于本病常发生血脉瘀滞及阴损及阳的病变，以及易并发痈疽、眼疾、劳嗽等症，故还应针对具体病情，及时合理地选用活血化瘀、清热解毒、健脾益气、滋补肾阴、温补肾阳等治法。

消渴方　养阴润燥，清凉生津止渴

方源： 元代朱丹溪《丹溪心法》

方歌： 消渴方中花粉连，藕汁地汁牛乳研，或加姜蜜为膏服，泻火生津益血瘀。

组成： 黄连2克，天花粉10克，牛乳80毫升，藕汁50毫升，生地黄汁30毫升。

用法： 上五味中，黄连、天花粉为末，加生姜汁、白蜜熬膏噙化。

方解： 方中黄连、天花粉清泻心火，生津止渴，是治疗消渴证的要药；生地黄汁、藕汁滋润降火，生津止渴；牛乳养血润燥；生姜汁和胃；白蜜益胃生津。

主治： 肺热津伤型。症见烦渴多饮，口干舌燥，尿频量多，舌边尖红，苔薄黄，脉洪数。

加减： 若以烦渴引饮为主，多食易饥不甚，可去黄连加瓜蒌；若胃火盛而能食易饥，加生石膏、黄芩；阴虚津伤较重者，加天冬、麦冬、石斛。

金匮肾气丸

方源： 汉代张仲景《金匮要略》

方歌： 金匮肾气治肾虚，熟地怀药及山萸，丹皮苓泽加桂附，引火归原热下趋。

组成： 干地黄24克，怀山药、山茱萸各12克，茯苓、泽泻、牡丹皮各9克，桂枝、附子（炮）各3克。

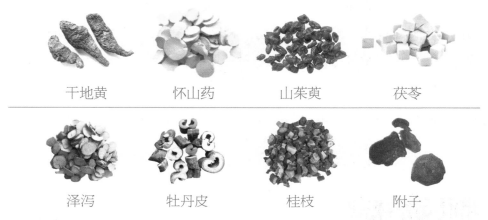

| 干地黄 | 怀山药 | 山茱萸 | 茯苓 |

| 泽泻 | 牡丹皮 | 桂枝 | 附子 |

用法： 上药研末，蜜丸，每服6克，每日2次，白酒或淡盐汤送下；或作汤剂，水煎服。

方解： 方中附子大辛大热，温阳补火；桂枝辛甘而温，温通阳气，二药相合，补肾阳，助气化，共为君药。肾为水火之脏，内舍真阴真阳，阳气无阴则不化，"善补阳者，必于阴中求阳，则阳得阴助，而生化无穷"，故重用干地黄滋阴补肾生精，配伍山茱萸、怀山药补肝养脾益精，阴生则阳长，同为臣药。泽泻、茯苓利水渗湿，配桂枝又善温化痰饮；牡丹皮活血散瘀，伍桂枝则可调血分之滞，此三味寓泻于补，俾邪去而补药得力，并制诸滋阴药碍湿之虞，俱为佐药。诸药合用，助阳之弱以化水，滋阴之虚以生气，使肾阳振奋，气化复常，则诸症自除。

主治： 阴阳两虚型消渴。症见尿量频多，混浊如膏，面色黧黑，腰膝酸软，形寒肢冷，尿色清白，口渴少饮，耳轮焦干，阳事不举，舌淡苔白，脉沉细无力。

加减： 若尿量多而浑浊，加益智仁、桑螵蛸、覆盆子、金樱子；若兼阳痿，加巴戟天、淫羊藿、肉苁蓉；畏寒甚者，加鹿茸粉。

肥胖

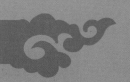

　　肥胖是指由于多种原因致使体内膏脂堆积过多，体重异常增加，并伴有头晕乏力、神疲懒言、少动气短等症状的一类病证。本病多由年老体弱、饮食不节、缺乏运动、先天禀赋所致。病机总属阳气虚衰、痰湿偏盛。治疗当以补虚泻实为原则。

导痰汤

燥湿化痰，理气和中

方源： 宋代陈自明《妇人良方》

方歌： 导痰汤半姜橘苓，炙草枳实制南星，胸膈痞塞因痰盛，眩晕呕吐咳嗽宁。

组成： 半夏10克，橘红、茯苓、制南星、枳实各5克，炙甘草3克。

用法： 加生姜，水煎服。

方解： 方中主药制南星燥湿化痰，祛风散结。枳实下气行痰；辅以半夏燥湿化痰，橘红利气宽中；佐以茯苓渗湿化痰以杜生痰之源，生姜和胃止呕，制南星之毒；使以炙甘草益气和中止咳。

主治： 痰湿内盛型肥胖症。症见形体肥胖，身体沉重，肢体困倦，脘痞胸满，口干而不欲饮，大便少行，嗜食肥甘醇酒，喜卧懒动，舌淡胖或大，苔白腻或白滑，脉滑。

加减： 若痰郁化热，加黄芩、黄连、竹茹，以清热除烦止呕；痰湿兼寒者，加干姜、细辛，以温通降逆化痰；若吐出痰涎如鸡蛋清，加党参、白术、益智仁，以健脾益气摄涎。

活血涤痰汤

活血化瘀，涤痰散结

方源：《中国现代名医验方汇海》（王鸿烈方）

方歌： 活血涤痰汤丹参，川芎郁金决明子，柴胡茵陈生牡蛎，泽泻山楂何首乌。

组成： 丹参30克，川芎、郁金、柴胡、茵陈各15克，决明子、生牡蛎、泽泻、生山楂、何首乌各20克。

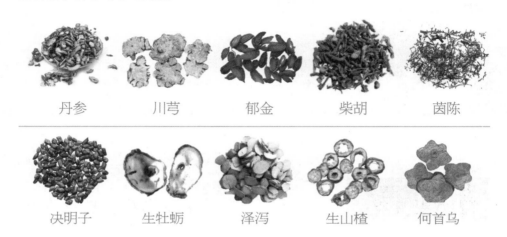

| 丹参 | 川芎 | 郁金 | 柴胡 | 茵陈 |

| 决明子 | 生牡蛎 | 泽泻 | 生山楂 | 何首乌 |

用法： 水煎服。

方解： 本方集理气、活血、疏肝、健脾、利湿、降浊诸法于一体，且诸药物中多有调整血脂，减少脂肪的作用。运用此方可降低高脂血症患者的血清脂质含量，改善血液黏稠度，降低脂肪，对于防治动脉粥样硬化及冠心病的发生具有一定的临床意义。

主治： 高脂血症并发肥胖。症见身体肥胖，头目眩晕，肢体麻木，心前区疼痛，舌紫暗等。

加减： 气虚者，加生黄芪、枸杞子、党参、桑寄生；兼阴虚火旺、寐差多梦者，加夜交藤、炒酸枣仁；兼纳差者，加焦三仙、砂仁、广木香、香附等。

痹证

　　痹证是以皮肤、肌肉、血脉、关节等处酸麻，重着，甚至关节红肿灼热，屈伸不利为主证的一种病证。正虚卫外不固是痹证发生的内在基础，外邪侵袭是痹证发生的外在条件，邪气痹阻肢体筋脉，经脉气血不通是其基本病机。病位在经脉，累及肢体、关节、筋骨，日久损伤肝肾。急性期常以风、寒、湿、热等实证多见，多以祛风散寒除湿为法；慢性期则以肝肾亏虚等虚证为多，以补益肝肾、养血活血等为主要治法。本病在平时及病变时均应注意保暖、节制饮食并加以护理以降低复发率。

蠲痹汤 　　　　　祛风除湿，蠲痹止痛

方源： 清代程国彭《医学心悟》

方歌： 蠲痹汤里用二活，桂心秦艽海风藤，当归川芎甘草配，桑枝乳香与木香。

组成： 羌活、独活、秦艽、当归、川芎、海风藤、桑枝、乳香、木香各10克，肉桂、炙甘草各6克。

用法： 水煎服。

方解： 方用羌活、独活、秦艽、海风藤、桑枝祛风除湿，且桑枝又有通经活络之功；肉桂温经散寒；当归、川芎、乳香养血活血止痛，行血以助祛除风寒湿；木香行气止痛；炙甘草温中和药。

主治： 风寒湿三气合而成痹者。症见肢体酸痛，得热减轻，遇冷加重，苔白腻，脉弦紧。

加减： 若风气胜，痛处游走不定，加荆芥、防风，倍秦艽；若寒气胜，疼痛剧烈，关节不可屈伸，加附子、细辛或川乌、草乌；若湿气胜，关节肢体重着，肌肤麻木，加防己、苍术、薏苡仁、萆薢。

宣痹汤

清热祛湿，宣通经络

方源： 清代吴鞠通《温病条辨》

方歌： 宣痹汤用防己薏，蚕沙半夏滑翘栀，赤豆杏仁同配入，湿热痹证此方施。

组成： 防己、杏仁、滑石、薏苡仁各15克，连翘、栀子、半夏（醋炒）、晚蚕沙各9克，赤小豆9～15克。

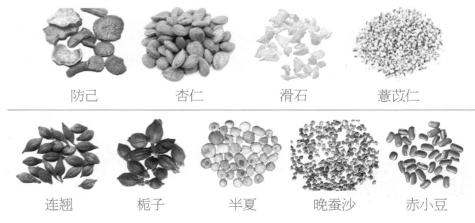

防己	杏仁	滑石	薏苡仁

连翘	栀子	半夏	晚蚕沙	赤小豆

用法： 水煎服。

方解： 方中防己清热利湿，通络止痛，为主药；晚蚕沙、薏苡仁除湿行痹，通利关节，协助防己以通络止痛，均为辅药；连翘、栀子、滑石、赤小豆清热利湿，以增强防己清热去湿的作用，半夏燥湿化浊，杏仁宣肺利气，以化退邪，均为佐使之品。

主治： 风湿热痹。症见骨节疼痛，局部红肿，或有发热，小便短赤，舌苔黄腻。

加减： 骨节痛甚者，加片姜黄，可增行气活血止痛之力，加海桐皮有祛湿宣痹之功；疼痛较甚者，加桑枝、虎杖、徐长卿、海桐皮。

防风汤

祛风通络，散寒除湿

方源： 金代刘完素《宣明论方》

方歌： 防风汤用甘草归，杏仁桂枝与赤苓，秦艽葛根麻黄配，风湿痹痛此方施。

组成：防风、甘草、当归、赤茯苓、杏仁、桂枝各30克，黄芩、秦艽、葛根各9克，麻黄15克。

用法：上药研末。每用15克，加大枣3枚，生姜5片，水煎服。也可改用饮片作汤剂水煎服，各药用量适量。

方解：方用防风、秦艽祛风除痹，佐以麻黄、葛根发散风寒，赤茯苓、甘草、杏仁利湿化痰，桂枝温阳行痹，当归活血利痹，有助于祛风除湿，更佐以黄芩清热使无伤阴之弊，姜枣和中。

主治：行痹。症见肢体关节疼痛、游走不定、关节伸屈不利或见恶寒发热、苔薄白或腻、脉浮。

加减：发于上肢，加羌活、姜黄；发于下肢，加独活、牛膝；若见周身治疗游走性疼痛，加威灵仙、防己、络石藤、桑枝；恶寒发热、身有汗出者，去麻黄，加芍药。

桂枝芍药知母汤　通阳行痹，祛风逐湿

方源：汉代张仲景《金匮要略》

方歌：桂枝芍药知母汤，麻黄生姜白术裹，防风附子配甘草，通阳行痹逐风湿。

组成：桂枝、芍药、知母、麻黄、白术、防风、附子各9克，生姜3克，甘草6克。

用法：水煎服。每日1剂，日服2次，方中附子先煎30分钟。

方解：方用桂枝、麻黄、防风祛风通阳，附子温经化湿止痛，合以知母、芍药养阴清热，白术化湿祛风，生姜散寒，甘草调和诸药。诸药相伍，共奏通阳行痹、祛风逐湿之功，实为治顽痹之良方。

主治：肢节疼痛、肿胀、头晕短气、温温欲吐、舌偏红苔白、脉濡数。

加减：寒湿偏盛者，加薏苡仁、车前子、泽泻；风湿偏盛者，加秦艽、独活；热化火伤津者，加生地黄、麦冬、玄参；湿热下注者，加防己、草薢、海桐皮；胸胁满闷者，加柴胡、黄芩。

五加皮酒

温散寒湿，活血止痛

方源： 唐代孙思邈《千金要方》

方歌： 五加皮酒薏苡仁，枳实猪椒丹参皮，芎姜秦椒通草桂，归雄甘草火麻仁。

组成： 五加皮500克，炒枳实2升，猪椒（即两面针）、根皮、丹参、薏苡仁各250克，川芎、炮姜各150克，白鲜皮、秦椒、通草、炮天雄各120克，火麻仁3升，肉桂、甘草、当归各90克。

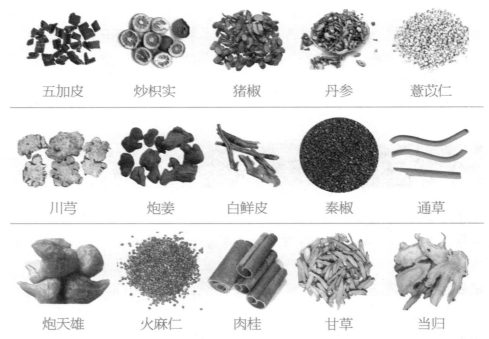

五加皮	炒枳实	猪椒	丹参	薏苡仁
川芎	炮姜	白鲜皮	秦椒	通草
炮天雄	火麻仁	肉桂	甘草	当归

用法： 上药共研粗末，入白酒15000毫升，浸泡4～7日后，即可饮用。每次饮酒15～30毫升，日服1～2次。

方解： 方用五加皮、薏苡仁、白鲜皮祛除风湿；配以炮天雄、肉桂、秦椒、炮姜温经散寒，佐以当归、川芎、丹参活血通痹，猪椒清热，为反佐药，炒枳实理气，通草利水，火麻仁润通，甘草调和诸药，白酒温经以助药力直达病所。诸药合用，共奏温散寒湿、活血止痛之功。

主治： 筋痹。症见四肢拘挛、遇寒加剧。

除湿蠲痹汤

健脾利湿，通痹止痛

方源： 清代林佩琴《类证治裁》

方歌： 除湿蠲痹汤姜汁，苍术白术竹沥冲，茯苓泽泻甘草配，羌活再配上陈皮。

组成： 苍术6克，白术、茯苓、泽泻、羌活、陈皮各3克，甘草1.5克，姜汁3匙（冲），竹沥3匙（冲）。

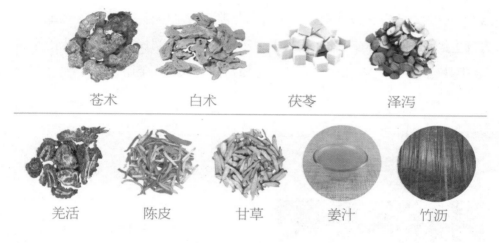

苍术　　　　白术　　　　茯苓　　　　泽泻

羌活　　　　陈皮　　　　甘草　　　　姜汁　　　　竹沥

用法： 水煎服。每日1剂。

方解： 方用羌活、苍术祛风除湿；配以白术、陈皮健脾燥湿；更用茯苓、泽泻利水渗湿，以加强祛湿之功；姜汁、竹沥温胃化痰；甘草调和诸药。

主治： 着痹。症见身重酸疼、痛有定处、苔腻。

加减： 若寒邪较盛，加川乌、附子、桂枝；若热邪较盛，加木通、忍冬藤；发于上肢者，加姜黄、桂枝；发于下肢（足膝）者，加牛膝、薏苡仁。

痿证

　　痿证，又称痿躄，是指肢体筋脉弛缓，软弱无力，不能随意运动，或伴有肌肉萎缩的一种病证。临床以下肢痿弱较为常见。多由外感温热毒邪、内伤情志、饮食劳倦、劳倦内伤、房事不节、跌扑外伤等病因所致。主要病机为五脏受损，气血亏耗，肌肉筋脉失养，而发为痿证。痿证的治疗，以清热、除湿、祛痰、活血、补气、润燥为主。临床上常见虚中扶实之证，又当根据情况，祛邪与扶正同时并用。

清燥救肺汤　　　　清燥润肺，养阴益气

方源：清代喻昌《医门法律》

方歌：清燥救肺参草杷，石膏胶杏麦胡麻，经霜收下冬桑叶，清燥润肺效堪夸。

组成：霜桑叶9克，生石膏8克，生甘草、炒火麻仁（研）、阿胶、蜜炙枇杷叶各3克，麦冬4克，人参、苦杏仁各2克。

用法：水煎服。

方解：方中以人参、麦冬、生甘草甘润生津，益气养阴；生石膏、霜桑叶、苦杏仁、炒火麻仁宣肺清热，润燥降逆；蜜炙枇杷叶、阿胶润肺滋阴清燥。

主治：肺热津伤型痿病。症见发病急，病起发热，或热后突然出现肢体软弱无力，可较快发生肌肉瘦削，干燥，心烦口渴，咳呛少痰，咽干不利，小便黄赤或热痛，大便干燥，舌少苔，脉细数。

加减：咳嗽痰多者加瓜蒌、桑白皮、川贝母；咳呛少痰者，咽喉干燥，加桑白皮、天花粉、芦根；若身热未退，高热，口渴有汗，可重用生石膏，并加金银花、连翘、黄芩。

加味二妙汤

清热化湿，舒筋止痛

方源： 清代吴谦《医宗金鉴》

方歌： 加味二妙湿热痿，两足痿软热难当，防己当归川草薢，黄柏龟甲膝秦艽。

组成： 黄柏、苍术、当归、秦艽、牛膝、防己、川草薢各15克，龟甲20克。

用法： 水煎服。

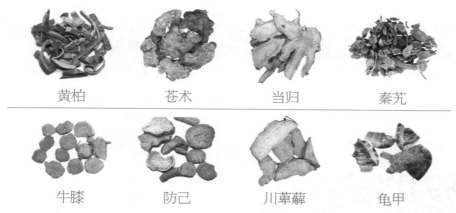

黄柏	苍术	当归	秦艽
牛膝	防己	川草薢	龟甲

方解： 方用防己、川草薢利湿，苍术健脾燥湿，黄柏清下焦湿热，当归养血活血，秦艽活血祛风，龟甲滋阴，牛膝引药下行，使药力下达于两足。

主治： 湿热浸淫型痿证。症见两足痿软，局部发热难当，舌红，舌苔黄腻，脉濡数或滑数。

加减： 若湿邪偏盛，胸脘痞闷，肢重且肿，加法半夏、厚朴、茯苓；若热邪偏盛，加忍冬藤、连翘、蒲公英。

虎潜丸

滋阴降火，强壮筋骨

方源： 元代朱丹溪《丹溪心法》

方歌： 虎潜脚痿是神方，虎胫膝陈地锁阳，龟甲姜归知柏芍，再加羊肉捣丸尝。

组成： 虎胫骨（以狗骨代）、干姜各30克，牛膝、陈皮、白芍各60克，熟地黄、知母、黄柏各90克，锁阳、当归各45克，龟甲120克。

用法： 研末，羊肉煮烂，捣和为丸，每服9克，日2次，淡盐汤或温水送下。

方解： 方用虎胫骨（以狗骨代）、牛膝壮筋骨利关节；熟地黄、龟甲、知母、黄柏填精补髓，滋阴补肾，清虚热；锁阳温肾益精；当归、白芍养血柔肝；陈皮、干姜理气温中和胃，既防苦寒败胃，又使滋补而不滞。

主治： 肝肾不足、阴虚内热之痿证。症见起病缓慢，四肢痿弱无力，腰脊酸软，不能久立，或伴眩晕、耳鸣、遗精早泄，或月经不调，甚至步履全废，腿胫大肉渐脱，舌红少苔，脉沉细数。

加减： 若病久阴损及阳，阴阳两虚，兼有神疲、怯寒、怕冷、阳痿早泄，晨尿频而清，去黄柏、知母，加淫羊藿、鹿角霜、附子，或服用鹿角胶丸；气血亏虚者加黄芪、党参、何首乌；腰脊酸软者加续断、补骨脂。

加味四斤丸　　补益肝肾，强筋壮骨

方源： 宋代陈无择《三因极－病症方论》

方歌： 加味四斤肉苁蓉，牛膝木瓜炙鹿茸，熟地五味菟丝子，炼蜜为丸如子桐。

| 肉苁蓉 | 牛膝 | 干木瓜 | 天麻 |

| 鹿茸 | 熟地黄 | 五味子 | 菟丝子 |

组成： 肉苁蓉（酒浸）、牛膝（酒浸）、干木瓜、天麻、鹿茸（醋炙）、熟地黄、五味子（酒浸）、菟丝子（酒浸）各等分。

用法： 上药共研细末，炼蜜为丸，如梧桐子大。每次服50丸，温酒米汤下。

方解： 方中以熟地黄、菟丝子平补肝肾，肉苁蓉补命门而益髓强筋，鹿茸补肾阳而强健筋骨，五味子补肾宁心，牛膝主足筋挛，干木瓜主腰足无力。

主治： 肝肾虚之痿证。症见筋骨痿弱、足不任地。

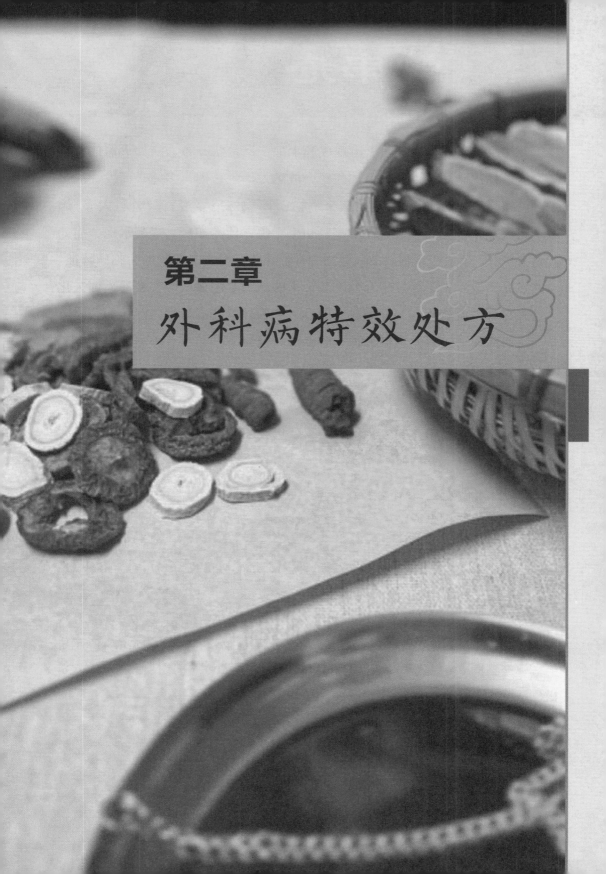

第二章
外科病特效处方

蛇串疮

　　蛇串疮是一种皮肤上出现成簇水疱，呈带状分布，痛如火燎的急性疱疹性皮肤病。因皮损状如蛇行，故名蛇串疮；因每多缠腰而发，故又称缠腰火丹；本病又称之为火带疮、蛇丹、蜘蛛疮等。清代《外科大成·缠腰火丹》称此症"俗名蛇串疮，初生于腰，紫赤如疹，或起水疱，痛如火燎。"以成簇水疱，沿一侧周围神经作带状分布，伴刺痛为临床特征。多见于成年人，好发于春秋季节。中医认为本病多由肝气瘀滞，郁久化火与脾经湿热相合，外溢肌肤而发，或因外感邪毒与素体湿热相合，蕴于肌肤而成，可分为肝火型、脾湿型、瘀血型。

桃红四物汤　　理气活血，重镇止痛

方源： 清代吴谦《医宗金鉴》

方歌： 桃红四物寓归芎，瘀家经少此方通，桃红活血地芍补，祛瘀生新效力雄。

组成： 当归、熟地黄、川芎、白芍、桃仁、红花各15克。

用法： 水煎服。

方解： 方中桃仁、红花、川芎活血化瘀，熟地黄补血养阴，改为生地黄可加强活血作用，当归补血养肝，活血止痛，白芍敛阴养肝，缓急止痛。方中活血养血，以活血为主，行中有补，则行而不泄；补中有行，则补而不滞。诸药共凑活血化瘀消肿止痛之功。

主治： 气滞血瘀皮疹消退后局部疼痛不止；舌质黯，苔白，脉弦细。

加减： 若夜寐不安者，加酸枣仁以宁心安神；年老体虚者，加黄芪、党参以益气抗邪。

大青叶汤

清热解毒，益气凉血

方源：《治验百病良方》

方歌： 大青叶汤金银花，黄芩党参板蓝根，紫草防己延胡索，白芷甘草白鲜皮。

组成： 大青叶、黄芩、金银花、党参各12克，板蓝根15克，紫草、延胡索、防己、甘草各6克，白鲜皮、白芷各9克。

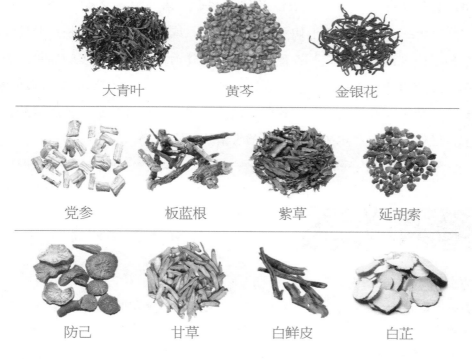

大青叶	黄芩	金银花
党参	板蓝根	紫草	延胡索
防己	甘草	白鲜皮	白芷

用法： 水煎服。

方解： 方用大青叶、金银花、板蓝根、黄芩清热解毒；党参益气健脾；紫草凉血清热；延胡索活血止痛；防己祛风湿；白芷、白鲜皮祛风止痒；甘草解毒，并调和诸药。诸药合用，共奏清热解毒，益气凉血，祛风止痒之功。

主治： 带状疱疹。

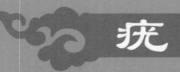

疣

疣是一种发生在皮肤浅表的良性赘生物。因其皮损形态及部位不同而名称各异。如发生于手指、手背、头皮等处者，称千日疮、疣目、枯筋箭或瘊子；发于颜面、手背、前臂等处者，称扁瘊；发于胸背，皮损中央有脐窝的赘疣，称鼠乳；发于足跖部者，称跖疣；发于颈及眼睑，呈细软丝状突起者，称丝状疣或线瘊。隋代《诸病源候论·疣目候》云："疣目者，人手足边忽生如豆，或如结筋，或五个或十个，相连肌里，粗强于肉，谓之疣目。"各种疣的治疗以外治为主，皮损多的疣目与扁瘊可配合内治。疣目之风热血燥证，治宜养血活血、清热解毒；肝郁痰凝证，治宜疏肝活血、化痰软坚。扁瘊之风热毒蕴证，治宜疏风清热、解毒散结，治宜；热蕴络瘀证，治宜清热活血化瘀。

马齿苋汤   清热解毒，佐以凉血活血

方源：《治验百病良方》

方歌： 马齿苋汤蒲公英，大青败酱板蓝根，银花紫草茜草根，清热凉血病可痊。

组成： 马齿苋、蒲公英各50克，板蓝根、败酱草、大青叶各30克，金银花、紫草各20克，茜根15克。

用法： 水煎服。1周为1疗程。

方解： 方用马齿苋、板蓝根、蒲公英、金银花、败酱草、大青叶等大队清热解毒之品；配以紫草、茜根凉血活血。合而用之，其效颇著。

主治： 寻常疣，扁平疣。

加减： 若皮疹发于头面部者，加升麻、蒺藜各10克；若发于手部者，加羌活、防风各10克；若发于足部者，加独活、川牛膝各10克；若痒甚者，加全蝎6克，白鲜皮15克；若病程日久，反复难愈者，加白花蛇舌草5克，蜈蚣2条（研末分2次冲服）。

复方马齿苋合剂　　清热解毒

方源：《千家妙方·下》（朱仁康方）

方歌：复方马齿苋合剂，蜂房薏仁大青叶，药仅四味力专宏，清热解毒效果优。

组成：马齿苋60克，蜂房9克，大青叶15克，生薏苡仁30克。

  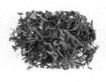 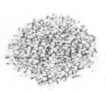

马齿苋　　　　　蜂房　　　　　大青叶　　　　生薏苡仁

用法：水煎服。

方解：方用马齿苋、蜂房、大青叶清热解毒；配以生薏苡仁渗湿健脾。四药合用，共奏清热解毒之功。

主治：寻常疣。

青年去疣方　　清热除湿

方源：《千家妙方·下》（张正华方）

方歌：青年去疣用连翘，藿香佩兰夏枯草，薏仁苓术白鲜皮，陈皮扁草板蓝根。

组成：连翘、夏枯草、藿香、佩兰、薏苡仁、茯苓、板蓝根、白鲜皮、白扁豆各15克，白术、陈皮各10克，甘草3克。

用法：水煎服。日服3～5次。

方解：方用连翘、板蓝根、甘草清热解毒；藿香、佩兰、白鲜皮祛风化湿止痒；夏枯草清热散结；白术、茯苓、薏苡仁、陈皮健脾除湿。诸药合用，共奏清热除湿之功。

主治：青年扁平疣。

黄水疮

　　黄水疮，又称滴脓疮、天疱疮，是一种发于皮肤、有传染性的化脓性皮肤病。《外科正宗·黄水疮》云："黄水疮于头面耳项忽生黄泡，破流脂水，顷刻沿开，多生痛痒。"其特点是颜面、四肢等暴露部位出现脓疱、脓痂，多见于儿童，好发于夏、秋季，可并发肾炎及败血症。治宜清暑利湿解毒，健脾渗湿。

清暑汤

清暑利湿，清热解毒

方源： 清代王维德《外科全生集》

方歌： 外科全生清暑汤，银花滑石甘草翘；车前泽泻利湿毒，淡竹花粉与赤芍。

组成： 连翘、天花粉、赤芍、滑石、车前子、金银花、泽泻、淡竹叶各10克，甘草5克。

用法： 水煎服。

方解： 方用连翘、金银花清热泻火，车前子、泽泻、淡竹叶清利湿毒，天花粉、滑石消肿排脓、敛疮，赤芍、甘草解毒止痛。诸药合用，共奏清暑利湿、清热解毒之效。

主治： 夏季皮炎、脓疱疮、热疖等。暑湿热蕴脓疱密集，色黄，周围绕以红晕，糜烂面鲜红；伴有口干，便干，小便黄；舌红，苔黄腻，脉濡滑数。

加减： 热重烦躁者，加黄连、栀子等以清热除烦；大便干结者，加生大黄以泻滞导热。

参苓白术散

益气健脾，渗湿止泻

方源： 宋代陈师文《太平惠民和剂局方》

方歌： 参苓白术扁豆陈，山药甘莲砂薏仁，桔梗上浮兼保肺，枣汤调服益脾神。

组成： 莲子肉、薏苡仁、甘草各9克，缩砂仁、桔梗各6克，白茯苓、人参、白术、山药各15克，白扁豆（姜汁浸，去皮，微炒）12克。

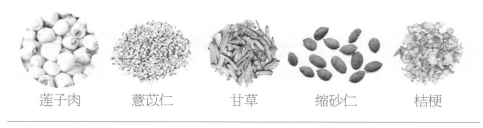

| 莲子肉 | 薏苡仁 | 甘草 | 缩砂仁 | 桔梗 |

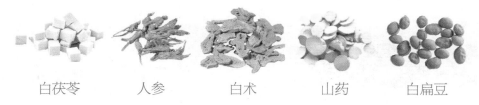

| 白茯苓 | 人参 | 白术 | 山药 | 白扁豆 |

用法： 上为细末。每服6克，大枣汤调下。小儿量岁数加减服之。

方解： 人参、白扁豆、甘草，味之甘草者也；白术、白茯苓、山药、莲子肉、薏苡仁，甘而微燥者也；缩砂仁辛香而燥，可以开胃醒脾；桔梗甘而微苦，甘则性缓，故为诸药之舟楫，苦则喜降，则能通天气于地道矣。

主治： 脾虚湿蕴脓疱稀疏，色淡白或淡黄，糜烂面淡红；伴有食纳少，大便溏薄；舌淡，苔薄微腻，脉濡细。

加减： 食滞不化者，加槟榔、焦三仙以化气行滞。

癣

癣是一组发于表皮、毛发、指（趾）甲的浅部真菌皮肤病。因发病部位的不同而各有其特点，但都具有传染性、长期性、广泛性的特征。治疗上以外治为主，以杀虫为原则。

土槿皮汤

清热利湿，解毒杀虫

方源：《外治汇要》

方歌： 土槿皮汤白头翁，苦参败酱川黄连，蛇蜕枯矾蛇床子，再加黄芩川黄柏。

组成： 土槿皮、蛇床子、苦参各30克，败酱草、白头翁、川黄柏、黄芩、川黄连各15克，蝉蜕6克，枯矾20克。

用法： 先将前9味药加水3500毫升，煮沸30分钟，滤去药渣，加入枯矾溶化即可。待药液温度适宜后浸洗患足，每日早、晚各1次，每次15～20分钟。每剂药可用2天。

方解： 方用土槿皮杀虫解毒，苦参、白头翁清热利湿，川黄柏、黄芩、黄连清热燥湿，败酱草清热解毒，枯矾消炎敛湿，蛇床子、蝉蜕祛风止痒。诸药合用，共奏清热利湿、解毒杀虫之功。

主治： 脚癣。

活血汤

活血化瘀，清热利湿

方源:《外治汇要》

方歌: 活血汤内用当归,桃仁红花青木香,丁香苦参陈醋内,浸泡患足用之康。

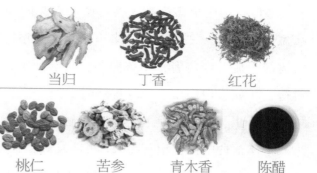

当归　　丁香　　红花

桃仁　苦参　青木香　陈醋

组成: 当归、丁香、红花、桃仁、苦参各40克,青木香50克,陈醋1500毫升。

用法: 将前6味药共研极细末,加入陈醋中浸泡7天后即可应用。用时取药液浸泡患足,每次20分钟,每日睡前1次。每剂药可用3天,直至痊愈止。

方解: 方用当归、红花、桃仁活血化瘀;苦参清热利湿;青木香行气止痛;丁香祛风逐寒。合而用之,共奏活血化瘀,清热利湿之功。

主治: 脚癣。

苦参煎

清热利湿，杀虫止痒

方源:《外治汇要》

方歌: 苦参煎中苯甲酸,丁香水杨陈醋浸,浸煎溶解取醋液,浸洗患处效果佳。

组成: 丁香、苦参各100克,苯甲酸、水杨酸各10克,陈醋1000毫升。

用法: 先将丁香、苦参研为极细末,加入1000毫升陈醋内浸泡12小时后文火煮沸,过滤去渣,再加入水杨酸、苯甲酸溶于药液中。待药温40℃左右时,浸洗患处,每周2次,每次20～30分钟。每剂可用2次。

方解: 方用苦参清热利湿,丁香祛风,苯甲酸、水杨酸杀虫止痒,陈醋消炎散瘀。合而用之,共奏清热利湿,杀虫止痒之功。

主治: 手癣。

附记: 用本方治疗手癣160例,一般用药1剂,重者2剂,均获痊愈。

疥疮

疥疮是由疥虫寄生在人体皮肤所引起的一种接触传染性皮肤病。《诸病源候论》云："疥者……多生于足，乃至遍体……干疥者，但痒，搔之皮起干痂。湿疥者，小疮皮薄，常有汁出，并皆有虫，人往往以针头挑得，状如水内瘪虫。"以皮肤皱褶处、丘疹、水疱、结节，夜间剧痒，可找到疥虫为临床特征。本病由接触传染所致，其传染性很强，在一家人或集体宿舍中往往相互传染，集体发病。中医认为疥疮为湿热毒聚证，治宜清热化湿、解毒。外治以杀虫止痒为原则，常用5%～20%的硫黄软膏。

硫黄七仙散　　　　解毒杀虫

方源：李文亮《千家妙方·下》

方歌：硫黄七仙密陀僧，枯矾樟脑五倍全，大枫子肉三仙丹，布包浸擦用之良。

组成：硫黄、枯矾、樟脑、大枫子肉各3克，五倍子、密陀僧各6克，三仙丹0.5克。

用法：将前6味药共研为细末，与三仙丹和匀用纱布包裹。再用菜油60毫升放入砂锅内用文火煎滚，略浸药包使之从纱布眼内溢出，取之擦患处，外用炭火烘烤皮肤，擦后即觉很舒服（第二天疥疮可变黑，过3～5天结痂），7天后可照此再擦药1次。

方解：方用硫黄、樟脑、大枫子肉、三仙丹解毒杀虫；枯矾、五倍子、密陀僧燥湿止痛。合而用之，共奏去毒杀虫、燥湿止痒之功。

主治：疥疮。

药锭方

解毒杀虫，燥湿止痒

方源：《外治汇要》

方歌： 药锭方中用斑蝥，红娘百部吴茱萸，白盐硫黄大枫子，苦参花椒川黄连。

组成： 斑蝥、红娘虫、吴茱萸、百部、苦参、花椒、川黄连、大枫子各3克，白盐10克，硫黄500克。

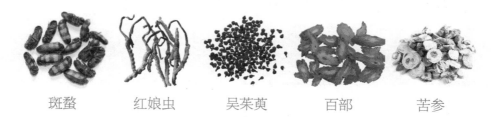

| 斑蝥 | 红娘虫 | 吴茱萸 | 百部 | 苦参 |

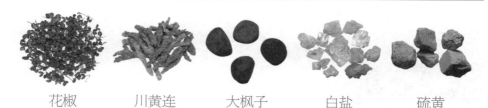

| 花椒 | 川黄连 | 大枫子 | 白盐 | 硫黄 |

用法： 先将上药共研细末，放入锅内加热，稀释调匀，灌入竹筒或玻璃瓶内使之冷凝成药锭。用时，先令患者擦澡，然后在乳钵或瓷碗内放少量香油，将药锭研磨成糊状后涂搽患处，每日搽1次。

方解： 方用斑蝥、红娘虫、硫黄去毒杀虫；苦参、花椒、百部清热燥湿杀虫；吴茱萸温经托毒；川黄连清热燥湿；大枫子、白盐祛风止痒。诸药合用，共奏去毒杀虫。燥湿止痒之功。

主治： 疥疮。

附记： 经临床反复验证，治验甚多，疗效满意。

湿疮

　　湿疮是一种由多种内外因素引起的过敏性炎症性皮肤病。以多形性皮损，对称分布，易于渗出，自觉瘙痒，反复发作和慢性化为临床特征。本病男女老幼皆可罹患，而以先天禀赋不耐者为多。治宜清热利湿、养血润燥、祛风止痒为原则。

黄芩汤

清热利湿，活血止痒

方源：《治验百病良方》

方歌： 黄芩汤中用地归，泽泻茯苓紫地丁，木通车前龙胆草，白花蛇舌桑白皮。

组成： 龙胆草、黄芩、当归、生地黄、泽泻、茯苓、木通、车前子各9克，紫花地丁、白花蛇舌草、桑白皮各12克。

用法： 水煎服。

方解： 方用紫花地丁、白花蛇舌草清热解毒；龙胆草、黄芩泻火燥湿；泽泻、茯苓、木通、车前子清热利湿；当归、生地黄活血凉血；桑白皮清热泻肺，以复主皮毛之职。诸药合用，共奏清热利湿、活血止痒之功。

主治： 急性湿疹。

加减： 若热重者，加蒲公英、黄柏、茵陈、牡丹皮；若湿重者，加苍术、陈皮；若大便秘结者，去车前子，加制川军。

三黄洗剂

清热，燥湿，止痒

方源：《中医外科学》

方歌：三黄洗剂用大黄，黄芩黄柏苦参裹，清热燥湿善止痒，临床外用效堪奇。

组成：大黄、黄柏、黄芩、苦参各等分。

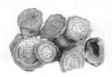   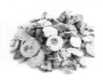

大黄　　　　　黄柏　　　　　黄芩　　　　　苦参

用法：上药共研细末，每取10～15克，加入蒸馏水100毫升，医用苯酚1毫升。用时摇匀，外搽患处，每日3～5次。

方解：方用大黄、黄柏、黄芩、苦参熔苦寒燥湿于一炉，共奏清热消肿，止痒敛湿之功。

主治：急性皮肤病、皮炎、湿疹、疖肿、蚊虫叮咬、伴有红肿焮痒或有少量渗液等。

加减：临床应用，多有加减，常去苦参，加黄连或虎杖、紫草、接骨草。如本方加少许九一丹，摇匀外搽脓疱疮效。

助阳止痒汤

益气散瘀，通络止痒

方源：清代王清任《医林改错》

方歌：助阳止痒用黄芪，桃仁红花炒山甲，再加赤芍皂角刺，益气散瘀疗效奇。

组成：黄芪30克，桃仁、红花各6克，皂角刺、赤芍、炒山甲各3克。

用法：水煎服。

方解：方用黄芪补气以助血行；配以桃仁、红花、炒山甲、皂角刺、赤芍活血行瘀，通络止痒。综观全方，遵"血行风自灭"之法，不治痒则痒自止，共奏益气散瘀、通络止痒之功。

主治：湿疹。症见皮肤瘙痒日久、神疲倦怠、皮肤干燥不润等。

加减：若见阴血亏虚，加生地黄、熟地黄、当归；瘙痒甚，加蝉衣、蚕沙。

接触性皮炎

　　接触性皮炎是因为皮肤、黏膜接触刺激物或致敏物后，在接触部位所发生的急性或慢性皮炎。能引起接触性皮炎的物质很多，有原发性刺激物和致敏物。有些在低浓度时为致敏物，但浓度增高时，则具有毒性和刺激性。它们的来源可分为动物性、植物性和化学性三大类。中医学根据接触物的不同，分别命名"马桶癣""漆疮""膏药风""粉花疮"等，治疗时宜疏风解毒、清热除湿。

解毒汤
清热解毒

方源：《许履和外科医案医话集》

方歌：解毒汤内绿豆衣，甘草连翘野菊花，银花外用保肤散，内外并治效更佳。

组成：金银花12克，绿豆衣、连翘、野菊花各9克，生甘草3克。

用法：水煎服。同时配用保肤散，以麻油调成糊状，外涂搽患处，每日2次。

方解：方中金银花、绿豆衣、生甘草均为解毒之妙品，益以连翘、野菊花则清热解毒之功更著。

主治：接触性皮炎。

附记：保肤散，为朱霁青氏治疗接触性皮炎之验方，药用煅炉甘石、煅石膏、飞滑石各600克，煅赤石脂300克。共研极细末，用麻油调成糊状，涂敷患处。适应证为："应用降丹、升丹、红汞水、胶布等引起的皮肤发炎。"此方不仅对皮肤溃烂者有效，而且对不溃烂者亦颇有效。临床证明：应用上两方，内外并治接触性皮炎，疗效令人满意。

祛风消疹方　　疏风清热，凉血活血

方源：《豫章医萃——名老中医临床经验精选》（张海峰方）

方歌：祛风消疹路路通，乌梅地龙北防风，蝉蜕丹皮生甘草，过敏皮炎服之康。

组成：路路通10～20克，乌梅、地龙、北防风、牡丹皮各6～10克，蝉蜕3～6克，甘草3～10克。

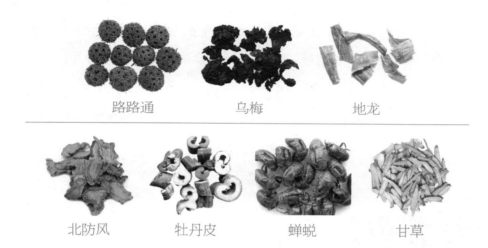

路路通　　　　　乌梅　　　　　地龙

北防风　　　牡丹皮　　　蝉蜕　　　甘草

用法：水煎服。

方解：方中路路通有祛风湿、通经络的作用，对于风疹瘙痒有祛风止痒之效；乌梅味酸，能生津止渴。据现代药理研究，此两药均具有抗过敏的作用。牡丹皮、地龙清热凉血，活血散瘀，且有息风解毒之效；蝉蜕、北防风疏散风热，透血活血，解毒通络，透疹止痒的功效。凡过敏性皮肤病，临床辨证为风热证者，均可用之，效果甚佳。

主治：接触性皮炎。症见丘疹、红斑或风团、伴有轻度发热、口渴、瘙痒，舌苔薄黄，脉浮数。

加减：如血虚者，加当归；气虚者，加党参、黄芪；有表证者，加荆芥。

神经性皮炎

神经性皮炎又称慢性单纯性苔藓，是一种以阵发性剧痒和皮肤苔藓样变为特征的慢性炎症性皮肤病，多见于成年人。好发于颈侧、项部、背部、肘部、膝部、股内侧、会阴、阴囊等处。初起时为局部皮肤瘙痒，无皮疹。以后因为搔抓或摩擦，局部出现苔藓样变。患处皮肤干燥，浸润肥厚，表面可有抓伤、血痂及轻度色素沉着。皮疹若局限在某一部位，称局限性神经性皮炎；皮疹若广泛分布至全身，称播散性神经性皮炎。本病治疗时宜疏肝清热、疏风止痒。

解鳞汤 活血通络，祛风止痒，清热利湿

方源：《治验百病良方》

方歌： 解鳞汤中用苦参，荆蝉细桂生地黄，归芍川芎丹皮入，全蝎蜈蚣草羌活。

组成： 苦参50～70克，生地黄30克，蝉蜕、荆芥、桂枝、牡丹皮、当归、川芎、甘草各10克，细辛5克，全蝎25只，羌活、赤芍各15克，蜈蚣6条（后2味共研细末，分冲）。

用法： 水煎服。

方解： 中医认为"风盛则痒"，"血虚，血瘀，皮肤失养则出现苔藓样变"。故方用荆芥、细辛、桂枝、蝉蜕、全蝎、蜈蚣、羌活祛风通络；生地黄、赤芍、牡丹皮、当归、川芎凉血活血化瘀；苦参清热利湿。

主治： 神经性皮炎。症见剧烈瘙痒及苔藓样皮损等。

消风化瘀汤

祛风止痒，清热凉血

方源：《治验百病良方》

方歌： 消风化瘀用荆防，三棱莪术露蜂房，蝉蜕重楼生甘草，再加紫草生地黄。

组成： 荆芥、防风、三棱、莪术、生甘草各10克，蝉蜕5克，露蜂房3克，生地黄、重楼各15克，紫草20克。

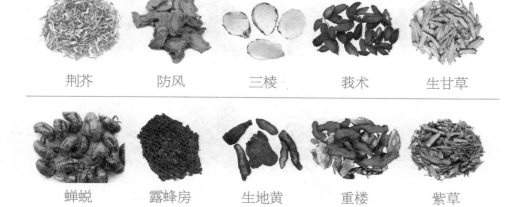

| 荆芥 | 防风 | 三棱 | 莪术 | 生甘草 |

| 蝉蜕 | 露蜂房 | 生地黄 | 重楼 | 紫草 |

用法： 水煎服。日服2次，早、晚分服。并用药渣（三煎）煎汤洗浴，或将药渣装入纱布袋内局部热敷，每日1次，每次10～15分钟。待症状减轻后，隔日给药1剂，再递减至隔2～3日1剂。

方解： 方用荆芥、防风、蝉蜕祛风止痒，露蜂房祛风解毒，生地黄、紫草凉血清热，三棱、莪术破滞化瘀，重楼、生甘草清热解毒。诸药合用，共奏祛风止痒、清热凉血、破滞化瘀之功。

主治： 神经性皮炎、皮肤苔藓化或瘙痒剧烈，粟烂样丘疹，甚则渗液，结痂等。

加减： 若见皮肤苔藓化严重者，加桃仁、王不留行各10克；痒剧者，加乌梢蛇10克；干燥脱屑较多者，加全当归10克；糜烂有渗液者，加地肤子10克；失眠或夜寐不宁者，加夜交藤10克；急躁易怒者，加五味子、白芍各10克。

风癣汤

清热祛风，活血通络

方源:《古今名医名方秘方大典》

方歌: 风癣汤中地丹参，归芍茜草白鲜皮，红花黄芩苍耳子，玄参苦参地肤草。

组成: 生地黄30克，玄参12克，丹参15克，当归、白芍、茜草、红花、黄芩、苦参、苍耳子、白鲜皮、地肤子各9克，生甘草6克。

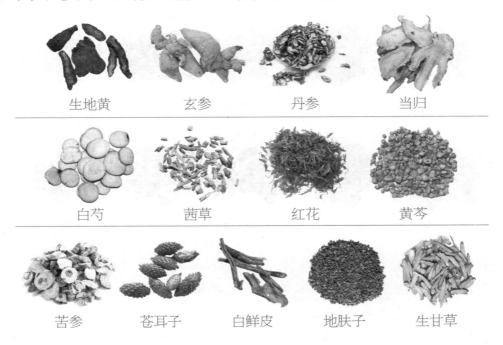

| 生地黄 | 玄参 | 丹参 | 当归 |

| 白芍 | 茜草 | 红花 | 黄芩 |

| 苦参 | 苍耳子 | 白鲜皮 | 地肤子 | 生甘草 |

用法: 水煎服。

方解: 方用生地黄、玄参、白芍、丹参、当归、茜草、红花凉血清热，活血化瘀；黄芩、苦参清热利湿；苍耳子、白鲜皮、地肤子祛风止痒；生甘草解毒，并调和诸药。诸药合用，共奏清热祛风，活血通络之功。

主治: 神经性皮炎。

加减: 在服药同时，应配合外用皮癣膏；黄柏、白芷、轻粉各25克，煅石膏、蛤粉、五倍子各30克，硫黄、雄黄、铜绿、铅丹各15克，枯矾、胆矾各6克。各药研和极匀，加凡士林500克，调和成软膏状，涂搽患处，日涂2~3次。

风瘙痒

  风瘙痒的特点是皮肤阵发性瘙痒，搔抓后出现抓痕、血痂、色素沉着和苔藓样变等继发性皮损。中医认为，本病多因阴血不足、血虚生风；又因风性燥烈，除其本身可致皮肤干燥而痒外，又当风邪久留体内，致血虚化燥，不能润养皮肤而发生皮肤瘙痒。也有由于风邪与寒邪兼夹侵袭肌表与卫气相搏，而发为风寒痒风者；又有脾失健运，蕴湿不化，复感风邪，客于肌肤，不得疏泄而发为风湿瘙痒症者。本病多属血虚风燥证，但也有兼寒或兼湿，或风寒诱发者，必须辨别清楚，才能准确选方用药。

止痒汤

平肝息风，凉血止痒

方源：《治验百病良方》

方歌：祛风止痒用牡蛎，珠母益母归生地，防风荆芥夜交藤，甘草蝉衣粉丹皮。

组成：牡蛎、珍珠母各30克，生地黄、当归、益母草、夜交藤各24克，牡丹皮15克，防风12克，蝉衣7克，荆芥、甘草9克。

用法：先将上药用水浸泡30分钟，牡蛎、珍珠母另煎1小时，再合余药，共煎煮30分钟，每剂煎2次，将2次煎出的药液混合。早、中、晚各温服1次。

方解：方中牡蛎、珍珠母平肝息风；生地黄、当归滋补肝肾，畅通血脉；牡丹皮、益母草凉血化瘀；夜交藤宁心安神；防风、荆芥、蝉衣祛风止痒；甘草缓和，解毒矫味。

主治：风瘙痒。症见病程较久，瘙痒与情绪有关，苔薄舌红，脉细数或弦数。

加减：若热重者，加黄柏；夹湿者，加泽泻。

益气凉血汤

益气凉血，清热祛风

方源： 张梦侬《临症会要》

方歌： 益气凉血用黄芪，归地桑叶黑豆皮，栀子蝉蜕苍耳子，橘叶杭菊白鲜皮。

组成： 生黄芪、生地黄、桑叶、苍耳子、黑豆皮、栀子皮、蝉蜕、白鲜皮、杭菊花、橘叶各10克，当归6克。

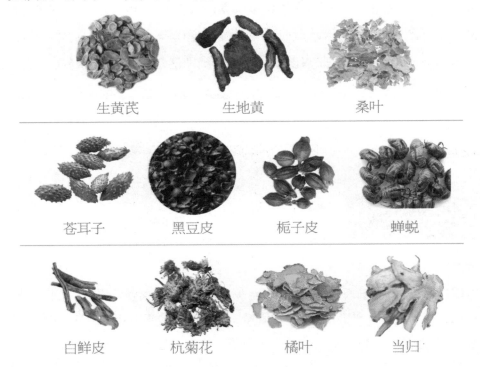

| 生黄芪 | 生地黄 | 桑叶 |

| 苍耳子 | 黑豆皮 | 栀子皮 | 蝉蜕 |

| 白鲜皮 | 杭菊花 | 橘叶 | 当归 |

用法： 水煎服。

方解： 方中用生黄芪补气，生用重在走表而外达肌肤；橘叶行气，消肿散毒；生地黄、当归凉血散血以去血分之热；桑叶、苍耳子、黑豆皮、栀子皮、蝉蜕、白鲜皮、杭菊花等有疏风清热之功。药用皮而不用实，取其轻能上升，偏于宣散，用于皮肤之疾，效果更佳。

主治： 瘙痒症，甚至数年不愈者。

粉刺

粉刺，俗称青春痘、痤疮、暗疮，是青春期常见的皮肤病，痤疮是一种发生于毛囊皮脂腺的慢性皮肤病。中医学称之为"粉刺""面粉渣""酒刺""风刺"等，并认为素体阳热偏盛是痤疮发病的根本；饮食不节，外邪侵袭是致病的条件；血郁痰结使病情复杂深重。素体阳热偏盛，加之青春期生机旺盛，营血日渐偏热，血热外壅，气血瘀滞，蕴阻肌肤，而发本病；或因过食辛辣肥甘之品，肺胃积热，循经上熏，血随热行，上壅于胸面。若病情日久不愈，气血瘀滞，经脉失畅；或肺胃积热，久蕴不解，化湿生痰，痰瘀互结，致使粟疹日渐扩大，或局部出现结节，累累相连。中医治疗痤疮，应辨证施治。

凉血疏风汤

凉血疏风

方源：《名医治验良方》（刘云龙方）

方歌：凉血疏风水牛角，赤芍丹皮生地黄，黄芩黄连冬桑叶，再加蝉衣当归尾。

组成：水牛角（先煎）、生地黄各30克，赤芍、牡丹皮、黄连、黄芩、桑叶、蝉衣（去头足）各10克、当归尾6克。

用法：水煎服。

方解：方用水牛角、生地黄清心凉血；黄芩、黄连、牡丹皮泻火解毒；桑叶、蝉衣疏风通络；当归尾、赤芍活血祛瘀，宗古人"治风先治血，血行风自灭"之意。诸药合用，共奏凉血解毒、活血疏风之功，故病得愈。

主治：血热风胜型粉刺。

加味化瘀消坚汤　凉血清热

方源：《名医治验良方》

方歌：加味化瘀消坚汤，生地丹皮与赤芍，公英重楼夏枯草，昆布海藻炒莪棱。

组成：生地黄30克，牡丹皮、赤芍、重楼、夏枯草、昆布、海藻、炒三棱、炒莪术各9克，蒲公英15克。

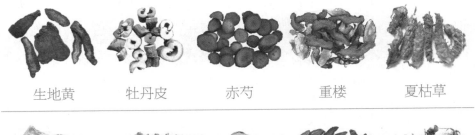

| 生地黄 | 牡丹皮 | 赤芍 | 重楼 | 夏枯草 |

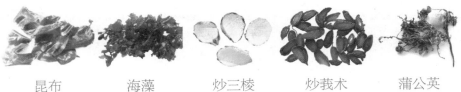

| 昆布 | 海藻 | 炒三棱 | 炒莪术 | 蒲公英 |

用法：水煎服。

方解：方用生地黄、牡丹皮、赤芍凉血清热；蒲公英、重楼清热解毒；夏枯草、昆布、海藻消痰软坚；炒三棱、炒莪术破瘀通络。诸药合用，共奏凉血清热，消痰软坚、破瘀通络之功。

主治：囊肿性粉刺。

痤疮饮　清热解毒，凉血活血

方源：《治验百病良方》

方歌：痤疮饮中用黄芩，黄连苦柏桑白皮，苦菊苓地枇杷叶，甘草赤芍与连翘。

组成：黄芩、黄连、黄柏、苦参、菊花各10克，土茯苓、生地黄各25克，桑白皮、枇杷叶、赤芍、连翘、生甘草各15克。

用法： 水煎服。

方解： 方用黄芩、黄连、黄柏清热燥湿；生地黄、赤芍凉血活血；菊花、连翘、生甘草清热解毒；桑白皮、枇杷叶宣肺利气；苦参、土茯苓清热利湿。诸药合用，共奏清热解毒、宣肺利气，凉血活血之功。

主治： 粉刺。

白草枇杷饮　　清热燥湿，宣肺通络

方源：《治验百病良方》

方歌： 白草枇杷治痤疮，当归白芷桑白皮，黄连黄柏栀子草，用之临床疗效好。

组成： 白花蛇舌草50克，枇杷叶、当归、桑白皮各15克，栀子、白芷、黄柏各10克，黄连5克，甘草5克。

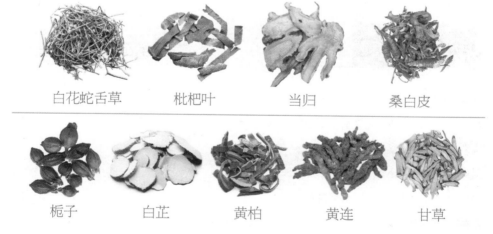

| 白花蛇舌草 | 枇杷叶 | 当归 | 桑白皮 |

| 栀子 | 白芷 | 黄柏 | 黄连 | 甘草 |

用法： 水煎服。

方解： 方用白花蛇舌草、栀子清热解毒；黄柏、黄连泻火燥湿；枇杷叶、桑白皮宣肺利气；当归、白芷活血祛风；甘草解毒，调和诸药。诸药合用，共奏清热燥湿、宣肺通络之功。

主治： 囊肿性或硬结性粉刺。

酒渣鼻

　　酒渣鼻又称玫瑰痤疮，俗称酒糟鼻、红鼻子，是一种好发于面部中央的慢性炎症皮肤病。多发生在中年人。毛囊虫感染、胃肠功能障碍、内分泌功能失调、情绪激动、嗜酒、过食辛辣、冷热刺激等因素，均可使人患上酒渣鼻。本病发病时，鼻部、面颊处出现红斑，范围由小到大，以后出现丘疹、脓疱及毛细血管扩张，如果病情得不到及时控制，甚至可发展成鼻赘。中医认为，酒渣鼻多由肺胃积热，症结于鼻所致，治疗时宜清热凉血、活血化瘀。

颠倒散　　　　　　凉血活血，解毒杀虫

方源：清代吴谦《医宗金鉴》

方歌：颠倒散敷功效极，大黄硫黄各研细；等分再匀凉水调，专医酒鼓肺风刺。

组成：大黄、硫黄各等分。

用法：上为细末。以凉水调敷。

方解：方中大黄味苦性寒，清热泻火，解毒，硫黄味辛性温，杀虫止痒，二药性寒热颠倒故曰颠倒散。

主治：主治酒渣鼻，肺风粉刺。临床上用于黑头粉刺型或丘疹性脓疱型痤疮，脂溢性皮炎者。

加味养阴清热汤

养阴清热通腑

方源： 李文亮《千家妙方·下》（顾伯华方）

方歌： 加味养阴清热汤，玄参生地制大黄，黄芩侧柏蛇舌草，生山楂与桑白皮。

组成： 玄参、生石膏、侧柏叶、生山楂各12克，生地黄15克，白花蛇舌草30克，黄芩、制大黄、桑白皮各9克。

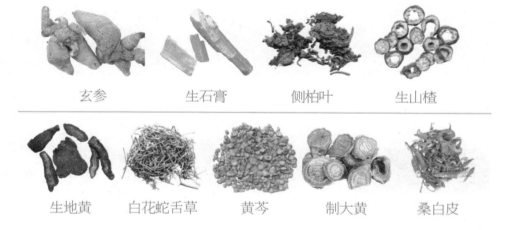

玄参	生石膏	侧柏叶	生山楂

生地黄	白花蛇舌草	黄芩	制大黄	桑白皮

用法： 水煎服。

方解： 方用白花蛇舌草、黄芩清热解毒；桑白皮、生石膏宣肺透热；生地黄、侧柏叶、生山楂凉血活血；玄参滋阴降火；制大黄通腑泄热。合而用之，共奏养阴凉血、清热通腑之功。

主治： 酒渣鼻。

加减： 在服药同时，应配合用"颠倒散"涂敷患处。

油风

　　油风即斑秃，表现为毛发成片脱落，头皮色白而光亮，有时有轻痒感，或无任何自觉症状。此多因阴血不足，肝肾虚亏，心肾不交，血虚不能荣养肌肤，腠理不固，风邪乘虚而入；其发为血之余，风盛血燥，发失所养则脱落。治宜滋补肝肾、益气补血、凉血息风、养阴护发等。

生发丸　　　　益肾养肝，祛风生发

方源：《治验百病良方》

方歌： 生发丸中用天麻，当归川芎菟丝子，熟地白芍羌木瓜，养血生发效果佳。

组成： 天麻15克，川芎200克，当归100克，菟丝子150克，羌活40克，木瓜、熟地黄、白芍各50克。

用法： 上药共研细末，炼蜜为丸，每丸重10克。每次服1丸，每日服2次，开水送服。

方解： 方用当归、川芎、菟丝子、熟地黄、白芍益肾养肝，滋阴活血；羌活、木瓜祛风除湿；天麻祛风生发。合而用之，共奏益肾养肝、祛风生发之功。

主治： 斑秃。

加减： 若由于过劳属精血虚者，加何首乌100克，桂圆肉、核桃仁、酸枣仁、柏子仁各50克；因受精神刺激属阴虚阳旺者，加生地黄、地骨皮各100克，女贞子、菊花各50克，代赭石150克。

七宝美髯丹

滋肾精，养肝血

方源： 清代汪昂《医方集解》

方歌： 七宝美髯何首乌，菟丝牛膝茯苓俱，骨脂枸杞当归合，专益肝肾精血虚。

组成： 何首乌（切片，用黑豆拌，九蒸九晒）500克，白茯苓、怀牛膝（酒浸、同何首乌从第7次蒸至第9次蒸）、当归（酒洗）、枸杞子（酒浸）、菟丝子（酒浸蒸）各250克，补骨脂（用黑芝麻拌炒）120克。

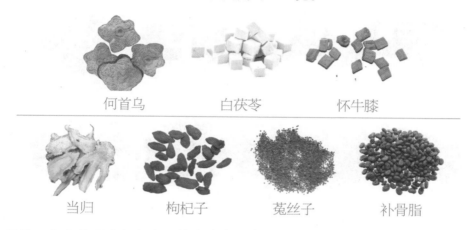

何首乌	白茯苓	怀牛膝
当归	枸杞子	菟丝子	补骨脂

用法： 上药共研为极细末，炼蜜为丸，每丸重9克。每日早、晚各服1丸，淡盐开水送服。也可改用饮片作汤剂水煎服，各药用量按常规剂量酌定。

方解： 中医认为"肾者主藏，封藏之本，精之处也，其华在发"，"肝藏血，发为血之余"，肝肾"乙癸同源"。因此，脱发之病，皆因肝肾两亏所致。故方用何首乌、怀牛膝、当归、枸杞子、菟丝子、补骨脂入肝肾，温养滋补，填精益髓，扶羸升陷；白茯苓渗湿健脾而补心气。综观全方，不寒不燥，可使肝肾精血旺盛，不但一切虚陷证可愈，并且须发自然润泽美华，因得美髯之名。

主治： 肝肾不足病程日久，平素头发焦黄或花白，发病时呈大片均匀脱落，甚或全身毛发脱落；伴头昏，耳鸣，目眩，腰膝酸软；舌淡，苔剥，脉细。

加减： 若见阳虚，可加巴戟天、淫羊藿。

加味养血生发汤 滋补肝肾

方源：《名医治验良方》（赵炳南方）

方歌： 加味养血生发汤，二地二藤生黄芪，白芍川芎冬虫草，旱莲桑葚瓜天麻。

组成： 生地黄、熟地黄、鸡血藤、何首乌藤、白芍、桑葚各15克，生黄芪30克，川芎、墨旱莲各9克，明天麻、冬虫夏草、木瓜各6克。

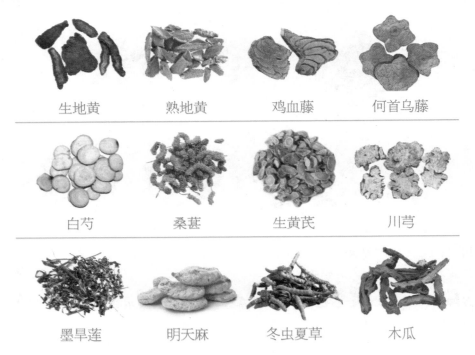

生地黄	熟地黄	鸡血藤	何首乌藤
白芍	桑葚	生黄芪	川芎
墨旱莲	明天麻	冬虫夏草	木瓜

用法： 水煎服。

方解： 方中以生地黄、熟地黄、何首乌藤、白芍、桑葚、墨旱莲、冬虫夏草养血滋补肝肾；生黄芪、川芎益气固表，活络；明天麻、木瓜散风镇静。而明天麻尚有补血补肝肾而促进生发的作用。诸药合用，共奏滋补肝肾、养血生发之功。

主治： 斑秃（全脱）。

加减： 若病已初愈，毳毛卫生，可改用桑葚膏及七宝美髯丹（均为市售），以巩固疗效，促进发生。

子痈

子痈是指睾丸及附睾的感染性疾病。中医称睾丸和附睾为肾子，故以名之。其临床特点：睾丸或附睾肿胀疼痛。其中，急性子痈，发痛急，睾丸或附睾红肿热痛，伴全身热证表现；慢性子痈仅表现为睾丸或附睾硬结，微痛或微胀，轻度触痛。急性子痈湿热下注证，治宜清热利湿、解毒消肿；瘟毒下注证，治宜清热解毒；慢性子痈气滞痰凝证，治宜疏肝理气、化痰散结。

枸橘汤

疏泄厥阴，分利湿热

方源： 清代王洪绪《外科证治全生集》

方歌： 子痈湿热下注型，枸橘汤法疏厥阴；泽泻防陈楝秦艽，赤芍甘草水煎安。

组成： 枸橘、川楝子、秦艽、陈皮、防风、泽泻、赤芍、甘草各4.5克。

用法： 水煎服。

方解： 方中枸橘辛苦而温，功善疏肝理气止痛，为方中君药。泽泻清利下焦湿热，秦艽止痛消胀通络，共为方中臣药；川楝子引药入肝，疏利厥阴之逆气，陈皮理气化湿，赤芍活血化瘀共为佐；甘草调和诸药为使。全方既清湿热，复护阴津，使附睾之管道通畅，精有出路，故而取效。

主治： 湿热下注型子痈。睾丸或附睾肿大疼痛，阴囊皮肤红肿，皱纹消失，焮热疼痛，小腹抽痛，局部压痛明显，脓肿形成时，按之应指；伴恶寒发热；苔黄腻，脉滑数。

加减： 化脓时兼服透脓散；全身高热，阴囊亦红肿焮热者，加龙胆、栀子、黄芩；湿重，阴囊水肿明显者，加车前子、木通；睾丸疼痛剧烈者，加橘核、延胡索。

加减暖肝煎

温肾祛寒，养血理气

方源：《名医治验良方》（焦树德方）

方歌： 加减暖肝枸杞归，苓茴乌药肉桂姜，橘核川楝荔枝核，青皮吴萸广木香。

组成： 当归、青皮、广木香各6～9克，枸杞子、乌药、炒橘核、炒荔枝核各9克、茯苓、小茴香、吴茱萸各6克，肉桂3～6克，生姜3片，炒川楝子9～12克。

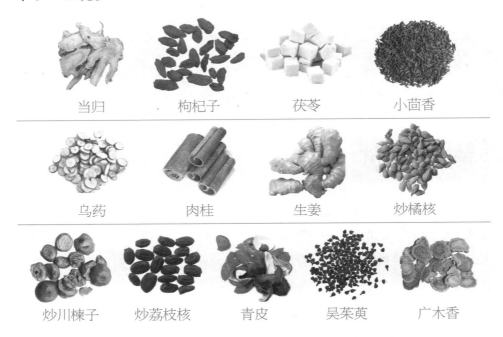

当归	枸杞子	茯苓	小茴香
乌药	肉桂	生姜	炒橘核
炒川楝子	炒荔枝核	青皮	吴茱萸	广木香

用法： 水煎服。

方解： 本方系由暖肝煎去沉香加炒橘核、炒荔枝核、川楝子、青皮、吴茱萸、广木香而成。适用于肝肾虚寒，下焦气滞者之慢性睾丸炎。方中以当归养血平肝；枸杞子滋补肝肾；配以肉桂助肾阳，小茴香、吴茱萸、乌药温肾暖肝祛寒，理气而治疝；茯苓祛湿，生姜散寒；炒川楝子、炒橘核、炒荔枝核、青皮、广木香疏肝理气，消肿止痛散结。诸药合用，共奏温肾暖肝、理气散结、祛寒止痛之功。如此配伍，其理气止痛，消肿散结之功尤著。

主治： 寒疝偏坠、睾丸胀痛、牵引小腹疼痛、见暖则舒缓、遇寒则痛剧。

加减： 腹痛明显者，再加白芍9～15克。

囊痈

囊痈是发于睾丸以外阴囊部位的急性化脓性疾病。其特点是阴囊红肿疼痛，寒热交作，继则皮紧光亮，形如瓢状，痛剧。主要病机为外感湿毒，湿热下注，治宜清热利湿、解毒消肿。

导水消肾丸
引导水气，温化寒湿

方源： 明代陈实功《外科正宗》

方歌： 导水消肾丸茅术，木通肉桂炒牵牛；更入木香共研末，囊痈丸服不须忧。

组成： 茅山苍术300克（米泔水浸，切片炒黄），木通150克，木香、肉桂（刮去粗皮）各30克，牵牛子60克（微妙）。

用法： 共为细末，陈米粉打糊丸，如桐子大，每服15克，空腹白开水，清米汤任下。

方解： 本方所治证属寒湿内侵。寒湿侵入囊中，经络阻滞，而见囊痈诸证。治当引导水气，温化寒湿。方中茅山苍术辛苦性温，芳香燥烈有燥湿健脾之功，本方用为君。肉桂辛热，补火散寒，用为臣药；木通、牵牛子均苦寒之品，合而泻水利尿，导火邪从小便而解，为佐药；木香气味芳香而辛散温通，可行气调中，既有助于散寒，又取气行湿自化之意，故为佐使药。诸药合用，寒邪得散，湿浊得利，因寒湿所致囊痈，服之自愈。

主治： 囊痈。内伤生冷，外受风寒，以致寒湿侵入囊中，小者如升，大者若斗，皮肤顽厚，阳物短缩，小便不利，不痛多冷。

清肝渗湿汤

清热利湿，解毒消肿

方源： 明代陈实功《外科正宗》

方歌： 清肝渗湿消囊痈，小水淋漓肿痛攻，芩栀四物柴花粉，胆草灯甘泻木通。

组成： 川芎、当归、白芍、生地黄、柴胡、龙胆草、栀子、天花粉、黄芩各3克，泽泻、木通、甘草各1.5克。

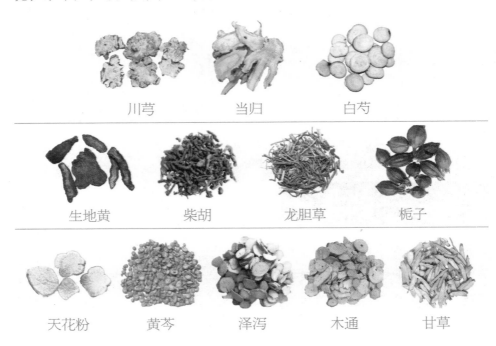

| 川芎 | 当归 | 白芍 |

| 生地黄 | 柴胡 | 龙胆草 | 栀子 |

| 天花粉 | 黄芩 | 泽泻 | 木通 | 甘草 |

用法： 加灯心草20根，水煎服。

方解： 方中当归补血活血，生地黄清热凉血，川芎理血中之气，白芍敛阴养血，柴胡升少阳清气，并配合黄芩之苦降而泄胆热，龙胆草除湿热，天花粉排脓消肿，栀子、泽泻、木通、灯心草泻火利尿，甘草调和诸药。全方合用，共奏清热利湿、解毒消肿之功。

主治： 囊痈。症见阴囊红肿焮热，坠胀疼痛，拒按，腹股沟暑核肿痛，酿脓时局部胀痛、跳痛，阴囊有局灶隆起，指压有波动感；可伴有发热，口干喜冷饮，小便赤热；舌红，苔黄腻或黄燥，脉弦数或紧数。

子痰

子痰是发生于附睾部，属于疮痨性质的慢性化脓性疾病。中医文献称肾漏、穿囊漏。其特点是患病的附睾有慢性肿块，最后化脓破溃，溃破后脓液稀薄如痰，并夹有败絮样物质，易成窦道，经久不愈。中医认为，本病因肝肾亏损，脉络空虚，浊痰乘虚下注，结于肾子；或阴虚内热，虚火上炎，灼津为痰，阻于经络，痰瘀互结而成。浊痰日久，郁而化热，热胜肉腐化脓。若脓水淋漓日久，而脓乃气血所化，故又可出现气阴两虚证候，甚则阴损及阳，而出现肾阳不足的表现。浊痰凝结证，治宜温经通络、化痰散结；阴虚内热证，治宜滋阴清热、除湿化痰、透脓解毒；正虚成漏证，治宜补气养血、温补肾阳。

阳和汤

温阳补血，化痰散结

方源： 清代王维德《外科证治全生集》

方歌： 子痰当用阳和汤，芥子鹿角熟地黄，肉桂炮姜麻黄草，化痰散结可温阳。

组成： 熟地黄30克，鹿角胶、白芥子各9克，炮姜、肉桂、麻黄、甘草各3克。

用法： 水煎服。

方解： 方中麻黄辛温以开腠理；白芥子温化寒痰；熟地黄补血滋阴；鹿角胶补虚温阳；炮姜、肉桂辛热祛寒，蠲痰解凝；甘草调和诸药。合而用之，共奏温阳补血，化痰散结之功。用于一切阴疽，犹如日丽中天，寒凝顿解，可收良效。

主治： 子痰见于初起硬结期。

加减： 气虚者，加党参、黄芪。

散结汤　　　　理气化痰，软坚散结

方源： 张梦侬《临症会要》

方歌： 散结汤中荔藻昆，木楝楂橘盐吴萸，枳实延胡地丁，蛇舌天葵蒲公英。

组成： 煅荔枝核、海藻、昆布、川楝子、山楂（盐水炒）、炒橘核各15克，广木香、吴茱萸（盐水炒）、枳实（盐水炒）、延胡索（盐水炒）、天葵子各10克，地丁30克，蒲公英、白花蛇舌草各60克。

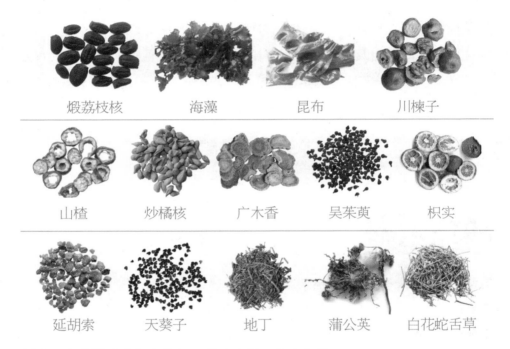

| 煅荔枝核 | 海藻 | 昆布 | 川楝子 |

| 山楂 | 炒橘核 | 广木香 | 吴茱萸 | 枳实 |

| 延胡索 | 天葵子 | 地丁 | 蒲公英 | 白花蛇舌草 |

用法： 水煎服（多加水煎）。两日1剂，分6次服。

方解： 方中以煅荔枝核、川楝子、炒橘核、吴茱萸、广木香、延胡索、炒枳实理气散结，药用盐水炒，取咸能入肾，软坚，引药下行；昆布、海藻咸寒入肾，软坚散结，消痰核；山楂散瘀滞；地丁、天葵子、蒲公英、白花蛇舌草清热解毒，消瘀散肿。诸药合用，共奏理气化痰，软坚散结之效。

主治： 附睾结核，多发一侧或双侧，坚硬如石，触之则痛，多迁延数年不愈。大凡本病患者，都要影响生育，不能受胎。

臁疮

臁疮又称裤口毒、裙边疮，俗称老烂腿，是指发生在小腿下部的慢性溃疡。其临床特点是多发于小腿中下 1/3 交界处前内外侧，溃疡发生前患部长期皮肤瘀斑、粗糙，溃烂后疮口经久不愈或虽已经收口，每易因局部损伤而复发。本病的发生多因下肢恶脉不愈，复因局部皮肤破损染毒所致。治宜理气活血、清利湿热、和营消肿、健脾利湿。

萆薢渗湿汤 —— 清热渗湿，凉血活血

方源： 清代鲍相璈《疡科心得集》

方歌： 萆薢渗湿薏苡仁，黄柏丹皮赤茯苓，泽泻滑石与通草，清热渗湿佐凉血。

组成： 萆薢、薏苡仁、赤茯苓、滑石各15克，牡丹皮9～15克，黄柏、泽泻各9克，通草6克。

用法： 水煎服。

方解： 方用萆薢、薏苡仁、滑石、通草、赤茯苓、泽泻清热渗湿利水为主；配以黄柏解毒而除下焦湿热；牡丹皮凉血活血。综观全方，集解湿毒、利水湿、祛血滞于一方，共奏清热渗湿、凉血活血之功。

主治： 小腿慢性溃疡（臁疮）。症见下部或下肢红肿热痛，渗流滋水，舌苔黄腻。

加减： 若见湿重者，加黄连、黄芩、苍术；焮热甚者，加生地黄、赤芍；小便黄赤者，加车前子、木通；大便秘结者，加生大黄。

臁疮膏

活血解毒，祛腐生肌

方源：《古今名方》（梁静山方）

方歌： 活血解毒臁疮膏，炙乳香与炙没药，轻粉铅丹真铜绿，血余蜂蜡香油熬。

组成： 净轻粉、铅丹各25克，真铜绿、炙乳香、炙没药各15克（以上共研细末），血余（净水洗清后晒干）、蜂蜡各50克，香油100毫升。

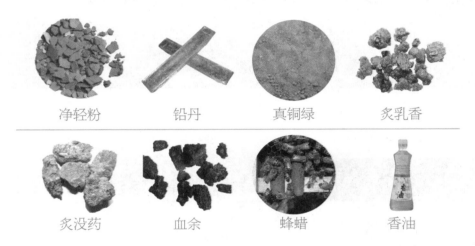

| 净轻粉 | 铅丹 | 真铜绿 | 炙乳香 |

| 炙没药 | 血余 | 蜂蜡 | 香油 |

用法： 取大勺一把，将香油倒入勺内，用炭火熔化。待开滚时，把血余缓缓倒入油中，并回旋搅拌。当血余炸至白丝状，油色变红时即捞除余渣，将药勺离火，趁热撒下药末搅拌之。随着把切成小块的蜂蜡边搅边放入油内，待药油能滴水成珠，即可放置冷水中凝膏。若膏尚稀，可再加入少许蜂蜡。用时，先用艾叶煎水或温开水洗净患处，外敷药膏适量。敷药后宜休息。

方解： 方中用净轻粉、铅丹、真铜绿杀虫，解毒，祛腐；炙乳香、炙没药、血余止血，活血，生肌。诸药熬制成膏，直接敷于疮面，有利于药效之发挥，用以治疗臁疮，收效颇佳。

主治： 臁疮（下肢溃疡）日久不愈，甚至溃烂见骨、腥臭、难闻、皮肉乌黑者。

青蛇毒

　　青蛇毒是体表筋脉发生的炎性血栓性疾病。其临床特点：体表筋脉（静脉）焮红灼热，硬肿压痛，可触及条索状物，甚者可致恶寒发热等症。中医认为，本病多因湿热毒邪入侵，以致筋脉气血瘀滞，阻塞不畅。有的与静脉注射有关。治宜清热利湿、凉血活血、化瘀散结。

五香流气饮　　清热祛风，理气通络

方源： 清代吴谦《医宗金鉴》

方歌： 五香流气茴银翘，僵蚕羌活瓜蒌仁，独活藿香生甘草，丁香木香与沉香。

组成： 金银花、藿香各6克，小茴香、连翘、炒僵蚕、羌活、独活、瓜蒌仁各4.5克，丁香、木香、沉香、甘草各3克。

用法： 水煎服。

方解： 方用金银花、连翘清热解毒；配以炒僵蚕、羌活、独活散风祛湿；丁香、藿香、木香、小茴香、沉香理气通络；瓜蒌仁化痰；甘草调和诸药。诸药合用，共奏清热祛风、理气通络之功。方中突出以五香理气走窜，使气行则血行，则邪无着落的配方特点。

主治： 青蛇毒（血栓性静脉炎）。症见局部肿胀、疼痛、发红或组织深部痈疡。

加减： 若见红肿甚者，加蒲公英、紫花地丁；局部瘀肿，加炙甲片、皂角刺、桃仁。

消炎通脉汤 活血化瘀，清热祛湿通络

方源： 李文亮《千家妙方·下》（吕奎杰方）

方歌： 消炎通脉银花藤，桃红归芎汉防己，川芎牛膝元参草，威灵仙与青风藤。

组成： 金银花藤45～60克，元参、当归各20～30克，川芎、汉防己各10～12克，赤芍12～15克，桃仁、威灵仙、甘草各12克，红花10克，牛膝15克，青风藤18克。

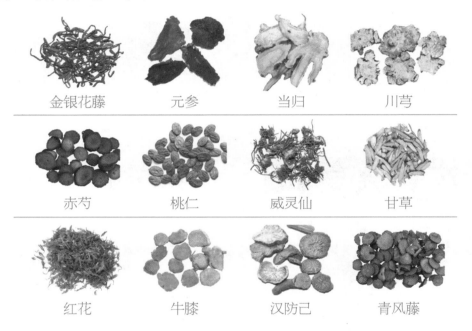

金银花藤	元参	当归	川芎
赤芍	桃仁	威灵仙	甘草
红花	牛膝	汉防己	青风藤

用法： 水煎服。

方解： 方用金银花藤清热通络；当归、川芎、赤芍、桃仁、红花活血化瘀；汉防己、威灵仙、青风藤祛风湿，通经络；元参滋阴降火；牛膝导药下行，甘草调和诸药。诸药合用，共奏活血化瘀、清热祛湿通络之功。

主治： 青蛇毒（血栓性静脉炎）。

加减： 深部静脉炎而患肢肿胀明显者，加土茯苓（或生薏苡仁）30克；红肿疼痛局部有灼热感者，加连翘20克；疼痛甚者，加土元、乳香、没药各15克；兼脾肾虚者，加黄芪20克，桑寄生20～30克；偏阴虚者，如舌红少苔、脉细数等减威灵仙，加生地黄、石斛各20～30克。

肠痈

肠痈为外科常见急腹症，属急腹症范畴。多因饮食失节，暴怒忧思，跌扑奔走，使肠胃部运化功能失职，湿热邪毒内壅于肠而发。因饮食不节、湿热内阻，之败血浊气壅遏于阑门而成。以持续伴有阵发性加剧的右下腹痛、肌紧张、反跳痛为特征。可发于任何年龄，多见于青壮年，男性多于女性。发病率居外科急腹症的首位。

红藤煎　　通腑清热，行瘀止痛

方源：《中医外科学讲义》

方歌：红藤煎中银翘先，地丁大黄丹皮添；乳没甘草延胡索，治疗肠痈有效敛。

组成：延胡索、牡丹皮、红藤各6克，紫花地丁30克，乳香、没药各9克，金银花、连翘12克，大黄4.5克，生甘草3克。

用法：水煎服。

方解：本方以红藤为君药，红藤为中医治疗肠痈腹痛之要药，长于清热解毒，消痈止痛，与紫花地丁、连翘配伍后，清热解毒作用得以增强；配以大黄、牡丹皮，清热凉血，消痈功效更佳；延胡索为行气活血止痛良药，生甘草既可解毒，又能调和诸药。

主治：肠痈初起未化脓者。

加减：下腹冷痛者，加小茴香、肉桂；腰痛者，加续断、桑寄生；气血虚弱者，加党参、黄芪；有炎性包块者，加三棱、莪术、炮穿山甲。

锦红片

清热解毒，活血消痈

方源：《方剂学》

方歌：锦红片中用大黄，红藤厚朴蒲公英，研末为片日三服，清热解毒消痈奇。

组成：生大黄15克，红藤、蒲公英各30克，厚朴12克。

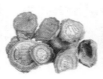

生大黄　　　　红藤　　　　蒲公英　　　　厚朴

用法：上药共研细末，制成片剂。每服4片，亦可改作汤剂，水煎服。

方解：方用生大黄、红藤清热活血，消痈止痛；配以蒲公英清热解毒以助消散；厚朴行气以助止痛。药仅四味，力专效宏，用之临床颇验。

主治：急性肠痈。症见右下腹疼痛、身发寒热。

加减：若见疼痛较剧，可加乳香、没药；舌质红绛，加赤芍、牡丹皮；发热，加金银花、连翘。

薏苡附子败酱散

温阳排脓消痈

方源：汉代张仲景《金匮要略》

方歌：肠痈内脓已形成，薏苡附子败酱投，温阳排脓善消痈，用之临床效堪奇。

组成：薏苡仁30克，附子9克，败酱草15克。

用法：水煎服。

方解：方用薏苡仁、败酱草清热消痈排脓，合以附子温阳散滞。综观全方，扶正与祛邪兼用，共奏温阳排脓消痈之功。

主治：肠痈内脓已成。症见腹皮急、按之濡、压痛不显著、面色苍白、脉细弱。

加减：阑尾炎，一般合大黄牡丹汤；阑尾脓肿，可加桃仁、红花、广木香。

肠梗阻

肠梗阻是外科常见的急腹症之一。中医称之为"大便不通""肠结""关格"等，认为由于饮食不节、热邪郁闭、寒邪凝滞、湿邪中阻、气血淤滞、燥屎内结、虫团聚集等因素致使肠腑传导失常，通降受阻，则气机痞结，水津潴留，闭阻于中，出现胀、痛、呕、闭四大症状为肠梗阻。病因多与肠道肿瘤、结肠憩室炎、粪便嵌顿及乙状结肠扭转和肠粘连、嵌顿疝等有关。

复方大承气汤　　泻热攻下，行气活血

方源：《中西医结合治疗急腹症》

方歌：大承气汤用复方，川厚朴赤芍生大黄，枳实桃仁莱菔子，芒硝冲服通结肠。

组成：川厚朴、莱菔子各15～30克，桃仁9克，枳实、赤芍、生大黄（后下）各15克，芒硝10～15克（冲服）。

用法：水煎服。

方解：方中川厚朴、枳实、莱菔子宽肠下气，针对气胀而设；生大黄、芒硝软坚润燥、泻热荡积；赤芍、桃仁活血行瘀，有利于推陈致新，恢复胃肠功能。诸药合用，急下邪热积滞，承顺胃气下行，使闭塞畅通，一鼓荡平。

主治：单纯性机械性肠梗阻、阻塞性肠梗阻、麻痹性肠梗阻、气胀较重者。

加减：若见血热瘀结者，加牡丹皮、红藤；气胀甚者，加槟榔、木香；热盛者，加黄芩、黄连、蒲公英；痛甚者，加川楝子、延胡索。

肠粘连缓解汤
行气活血，通里攻下

方源：《中西医结合治疗急腹症》

方歌：治肠粘连缓解汤，川厚朴木香番泻叶，桃仁赤芍乌药配，芒硝再配子莱菔。

组成：川厚朴、炒莱菔子各9～15克，木香、乌药、桃仁、赤芍、番泻叶各9克，芒硝6克。

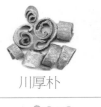

川厚朴　　　　炒莱菔子　　　　木香　　　　　乌药

  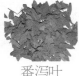

桃仁　　　　　赤芍　　　　　番泻叶　　　　芒硝

用法：水煎服。日服2次，或经胃管注入。方中芒硝不入水煎，可分2次冲入汤液中，待溶化后服用。

方解：方用川厚朴、木香、乌药、炒莱菔子理气宽中；番泻叶、芒硝泻下通便；桃仁、赤芍活血化瘀。

主治：腹痛、腹胀、呕吐。

加减：腹胀甚者，加枳实；大便通畅者，去芒硝，番泻叶。

甘遂通结汤
攻水逐饮，活血化瘀

方源：《中西医结合治疗急腹症》

方歌：甘遂通结川厚朴裹，桃仁赤芍生大黄，木香再配生牛膝，攻水逐饮化瘀良。

组成：甘遂末0.6～0.9克（冲服），桃仁、生牛膝、木香各9克，赤芍15克，川厚朴15～30克，生大黄9～24克（后下）。

用法：水煎服。

方解：方用甘遂末、生大黄攻水逐实，使邪结从二便分消。配以川厚朴、木香行气导滞而止痛；桃仁、赤芍、生牛膝活血化热。

主治：粘连性、动力性、蛔虫性、粪便阻塞性等病情较重的肠梗阻。

不育症

　　生育年龄的男性结婚后，夫妇同居两年以上，配偶生殖功能正常，未避孕而配偶未受孕者，称为"不育症"。依照中医学的认识，不育症多由肾气亏虚，气血不足，湿热侵染，气血瘀滞和痰浊阻遏所致。由于肾藏精，主生殖，因而本病的发生主要责之于肾气和精血的亏损，故治疗当以补肾填精为大法，然而临证之时又可见湿热、血瘀或痰浊等证候，所以又当辨证求因，审因论治，分别施以清热利湿、活血化瘀、祛痰化浊等法。诸证消失，继施益肾填精之大法，或可自然使孕。

苏精汤　　　　　　平补肾虚，阴阳双补

方源：《上海中医药杂志》

方歌：苏精汤中何首乌，韭菜车前淫羊藿，龟鹿阿菟枸覆盆，精寄味贞山羊睾。

组成：韭菜子、车前子、淫羊藿、制何首乌、桑寄生、黄精、阿胶、龟胶、鹿胶各15克，菟丝子、枸杞子、覆盆子、五味子、女贞子各18克，山羊睾丸1具。

用法：水煎服。

方解：方用制何首乌、桑寄生、枸杞子、女贞子，滋肾养肝，以滋生化之源；配以韭菜子、淫羊藿、黄精、菟丝子、覆盆子、五味子益肾助阳以供生化之用；更加血肉有情之品——阿胶、龟胶、鹿胶、山羊睾丸补肾填精；更加车前子利水强肾。综观全方，本方药性平和、温而不燥、滋而不腻、补中有泄、平补肾阴肾阳，为治疗肾虚无精子之不育症的效验方。

主治：肾虚无精子之不育症。

育精汤

补肾育精

方源：《治验百病良方》

方歌：育精汤中何首乌，当归熟地韭菜子，菟丝覆盆淫羊藿，再加一味川牛膝。

组成：制何首乌15克，菟丝子10克，韭菜子、当归、熟地黄、覆盆子、淫羊藿、川牛膝各12克。

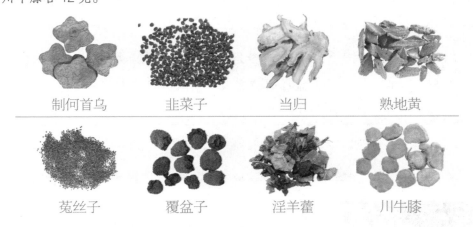

| 制何首乌 | 韭菜子 | 当归 | 熟地黄 |

| 菟丝子 | 覆盆子 | 淫羊藿 | 川牛膝 |

用法：水煎服。

方解：方用制何首乌、当归、熟地黄养血育阴，补肾生精以培生精之源；配以韭菜子、菟丝子、覆盆子、淫羊藿温肾助阳，补益肝肾以育精；川牛膝活血散瘀，且能引药入肾，直达病所。肾虚得复而精生，共达补肾育精之功。

主治：男性不育症无精子者。

五子归仙汤

益肾助阳，清利湿热

方源：《男女病奇效良方》

方歌：五子归仙巴戟天，菟丝覆盆五味全，知柏枸杞车前子，兼清湿热补肾虚。

组成：五味子、覆盆子、菟丝子、枸杞子、车前子各15克，当归、巴戟天、仙茅、黄柏、知母各9克。

用法：水煎服。

方解：本方主治肾虚兼见小便黄赤，阴囊潮湿等下焦湿热之无精子症。故方用当归、枸杞子养血平肝，益肾生精；配以巴戟天、仙茅、五味子、覆盆子、菟丝子温补肾阳；更加车前子、黄柏、知母清热利湿；标本兼顾，肾虚得补，湿热得清，而精子自能复生。

主治：肾虚不育无精子症，兼见小便黄赤、阴囊潮湿等下焦湿热者。

益肾生精汤 益肾生精

方源：《江苏中医》

方歌：益肾生精熟地黄，山萸茯苓淫羊藿，山药枸杞高丽参，再加丹皮炙甘草。

组成：山茱萸、淫羊藿各12克，熟地黄20克，茯苓15克，怀山药、枸杞子各18克，高丽参6克，牡丹皮、炙甘草各10克。

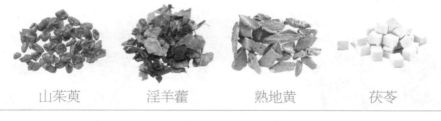

| 山茱萸 | 淫羊藿 | 熟地黄 | 茯苓 |

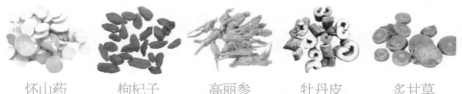

| 怀山药 | 枸杞子 | 高丽参 | 牡丹皮 | 炙甘草 |

用法：水煎服。

方解：本方是从六味地黄丸去泽泻，加淫羊藿、高丽参、枸杞子、炙甘草而成。为肾虚少精症而设。（方用六味地黄丸去泽泻，加枸杞子滋阴补肾；配以淫羊藿、高丽参、炙甘草益肾助阳。）诸药合用，共奏益肾生精之功。

主治：肾虚精子少之不育症。

补精益肾汤

方源：《治验百病良方》

方歌：补精益肾鱼鳔珠，狗肾首乌紫河车，归龟苁杜菟沙苑，淫枸苓膝补脂附。

组成：鱼鳔珠20克，紫河车、炙狗肾、何首乌各10克，当归、炙龟甲（先煎）、肉苁蓉、杜仲、菟丝子、沙苑子、淫羊藿各15克，枸杞子、茯苓各9克，牛膝、补骨脂各12克，附子6克。

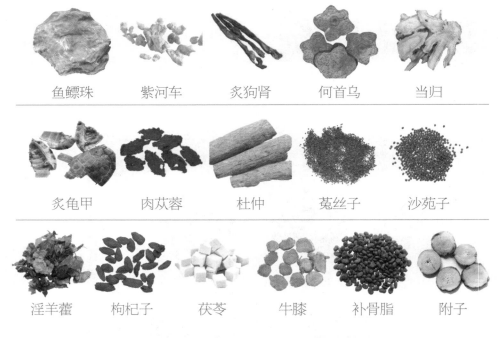

鱼鳔珠	紫河车	炙狗肾	何首乌	当归
炙龟甲	肉苁蓉	杜仲	菟丝子	沙苑子
淫羊藿	枸杞子	茯苓	牛膝	补骨脂	附子

用法：水煎服（用开水煎）。方中鱼鳔珠、紫河车、炙狗肾三药，共研细末，分3次冲服。

方解：方用何首乌、当归、枸杞子、炙龟甲养血滋肾；配以肉苁蓉、杜仲、菟丝子、沙苑子、淫羊藿、补骨脂、附子益肾助阳；更首选鱼鳔珠、紫河车和炙狗肾等血肉有情之品补肾生精；茯苓渗湿健脾，牛膝散瘀而导药下行，直达病所。综观全方，温而不燥，滋而不腻，共达补肾生精之效。

主治：肾虚精子成活率低和活动力迟缓所致不育症。

精浊

精浊是尿道口常有精液溢出的生殖系炎症性疾病。其特点是尿频、尿急、尿痛，尿道口常有精液溢出，并伴有会阴部、腰骶部、耻骨上区等部隐痛不适等。中医认为，本病主要病机为湿热壅滞、气血瘀滞、阴虚火旺或肾阳虚损，本虚标实。湿热蕴结证，治宜清热利湿；气滞血瘀证，治宜活血祛瘀行气；阴虚火旺证，治宜滋阴降火；肾阳虚损证，治宜温肾固精。

前列腺汤

清热解毒，活血凉血

方源：《治验百病良方》（张存悌方）

方歌：前列腺汤酱公英，草柏泽膝车前芍，桃红参皮苓山甲，生地甘草不留行。

组成：蒲公英、丹参、茯苓各30克，败酱草、车前子、泽泻、牛膝、赤芍、生地黄各20克，桃仁、红花、黄柏、甘草各10克，萆薢、王不留行、牡丹皮、穿山甲各15克。

用法：水煎服。

方解：方用蒲公英清热解毒；黄柏清热燥湿；丹参、桃仁、红花、王不留行、穿山甲活血化瘀，散结通络；赤芍、生地黄、牡丹皮凉血止血；败酱草、萆薢、车前子、泽泻、茯苓利水通淋；牛膝引药下行；甘草解毒，并调和诸药。诸药合用，共奏清热解毒、活血凉血、利水通淋之功。

主治：慢性前列腺炎。

五淋散

清热凉血，和血通淋

方源： 宋代陈师文《太平惠民和剂局方》

方歌： 五淋散中赤茯苓，当归栀草赤芍，清热通淋兼和血，下焦湿热此方施。

组成： 赤茯苓18克，当归、生甘草各15克，赤芍、栀子各60克。

赤茯苓　　　当归　　　生甘草　　　赤芍　　　栀子

用法： 上药共研细末。每次用6克，水煎服。

方解： 本方主要用于治疗热淋、血淋、石淋日久，兼血虚萎黄之证。故方用栀子、生甘草清热解毒；赤茯苓利水通淋；当归、赤芍凉血和血。综观全方，集清、利、和于一方，标本兼顾，扶正祛邪，共达清热凉血，和血通淋之功。用之临床，颇有效验。

主治： 热淋、血淋、舌淡脉细者。

加减： 若见血尿较明显，加白茅根、小蓟；热象较明显，加金银花、紫花地丁、车前草；腹胀便秘者，加枳实、大黄；小腹坠胀者，加川楝子、乌药；结石盘踞日久者，加金钱草、海金砂、石韦；血虚较明显，加白芍、阿胶等。

黄芪甘草汤

益气升阳，固本补元

方源： 清代王清任《医林改错》

方歌： 黄芪甘草仅两味，益气升阳本元固，排尿茎痛如刀割，无论久暂总属虚。

组成： 黄芪120克，甘草30克。

用法： 水煎服。

方解： 方用黄芪补气益元；佐以甘草通淋止痛。

主治： 排尿时茎中疼痛如刀割，不论年深日久均可用之。

利水通淋汤

清热解毒，利水通淋

方源： 李宝顺《名医名方录》（第三辑）

方歌： 利水通淋栀子苓，归芍芩柏生地通，泽泻滑石车前子，滑石膝草银花金。

组成： 栀子、茯苓、白芍、黄柏、黄芩、生地黄、泽泻各12克，当归、木通、甘草各10克，车前子、滑石、牛膝、金银花各20克。

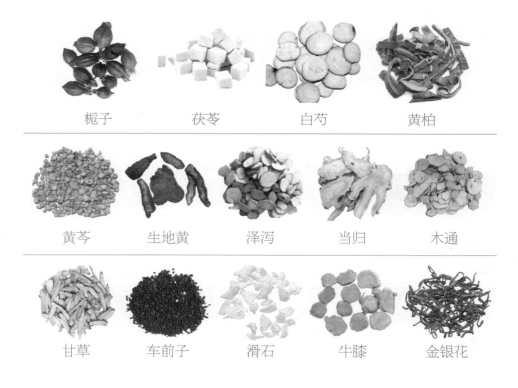

| 栀子 | 茯苓 | 白芍 | 黄柏 |

| 黄芩 | 生地黄 | 泽泻 | 当归 | 木通 |

| 甘草 | 车前子 | 滑石 | 牛膝 | 金银花 |

用法： 水煎服。早、晚各服1次。

方解： 方用栀子、黄芩、黄柏、金银花、甘草清热解毒；配以木通、车前子、泽泻、滑石、茯苓利水通淋；当归、白芍、生地黄活血养血凉血柔肝；牛膝引热下行，兼活血散瘀；甘草调和诸药。诸药合用，共奏清热解毒、利水通淋之功。

主治： 前列腺炎。

精癃

　　精癃是指精室肥大所引起的一种常见的老年男性泌尿生殖系疾病。其特点是排尿困难和尿潴留。主要病机为老年肾气渐衰，中气虚弱，痰瘀互结水道，三焦气化失司。肺热失宣证，治宜清热宣肺；湿热下注证，治宜清热利湿；中气下陷证，治宜补中益气；肾阴亏虚证，治宜滋肾养阴；肾阳虚损证，治宜补肾温阳；气滞血瘀证，治宜活血祛瘀。

化阴煎　　　　清热养阴，利水通淋

方源： 明代张景岳《景岳全书》

方歌： 化阴煎中生熟地，猪苓泽泻怀牛膝，黄柏知母龙胆草，再加绿豆车前子。

组成： 生地黄、熟地黄、牛膝、猪苓、泽泻、黄柏、知母各6克，绿豆9克，龙胆草4.5克，车前子3克。

用法： 食盐少许，水煎服。

方解： 方中用猪苓、泽泻、车前子、牛膝利水通淋；龙胆草清泻肝胆之湿热；配以生地黄、熟地黄滋养肾阴；知母、黄柏清泻虚火；绿豆解毒，并调和诸药。诸药合用，泻中寓补，养中有泄，共奏清热养阴、利水通淋之功。

主治： 用于治疗湿热下注，阴虚火旺之小便癃闭或淋痛之症。

加减： 若见腰酸痛，加续断、杜仲；面肢浮肿，加薏苡仁、防己、冬瓜皮；尿液混浊，加萆薢；尿道涩痛，加石韦、萹蓄、瞿麦；血尿、蛋白尿，加阿胶、三七、龙骨、牡蛎；小腹胀痛，加川楝子、乌药、木香。

益气通关汤
益气健脾，补肾利尿

方源：《治验百病良方》（张升平方）

方歌： 益气通关用参芪，苓术柴胡升麻随，知母肉桂冬葵子，通草甘草配石花。

组成： 黄芪30～60克，党参15～20克，知母、石花（地衣）、白术各10克，茯苓12克，柴胡6克，升麻、肉桂3～6、通草各3～6克，冬葵子20克，甘草3克。

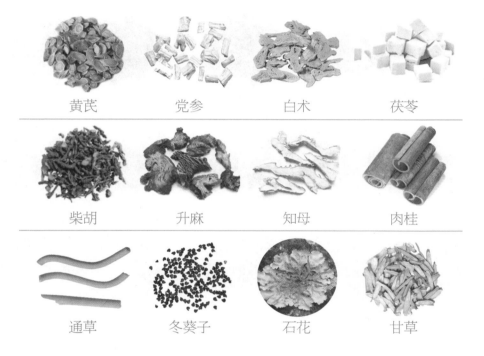

黄芪	党参	白术	茯苓
柴胡	升麻	知母	肉桂
通草	冬葵子	石花	甘草

用法： 水煎服。

方解： 方用黄芪、党参、白术、茯苓益气健脾；配以柴胡、升麻和解升提启闭；肉桂、石花补肾助阳；知母清热养阴；冬葵子清热散结；通草利尿；甘草解毒，并调和诸药。诸药合用，共奏益气健脾，补肾通关之功。

主治： 精癃并发尿潴留。

加减： 若舌质有瘀斑或紫暗，或前列腺坚硬，加桃仁、红花、莪术、三棱；若血压偏高，去参、术、升、柴，加钩藤、石决明、牛膝。

宣导通闭汤

益气升清，利水通闭

方源：《名医名方录》（查玉明方）

方歌： 宣导通闭共七味，车前甘草黄芪倍；升麻怀膝司升降，滑石利窍淫藿配；润燥苁蓉喘杏细，尿痛公英通可贵。

组成： 黄芪、淫羊藿各15克，车前子30克，甘草20克，升麻7.5克，怀牛膝、滑石各25克。

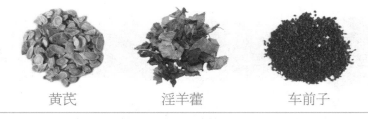

黄芪　　　　　　淫羊藿　　　　　　车前子

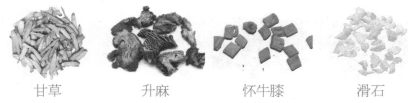

甘草　　　　升麻　　　　怀牛膝　　　　滑石

用法： 每剂药煎4次，头煎药用水浸泡半小时后煎煮，首煎沸后，慢火煎30分钟，二煎沸后20分钟，每次煎成100毫升。2次混合一起，分2次，早晚餐后1小时服用。

方解： 方中黄芪为君，升气补中，助阳化气；车前子主气癃，利水道，两药一升一降，下走膀胱以行水；甘草补三焦元气，可升可降，助气化通其闭塞为佐；升麻上行，气升则水降；怀牛膝下行，活血通脉，以助升降之机；淫羊藿主阳痿，茎中痛，利小便，益气力；配滑石利窍，能行上下表里之湿，尿道涩痛可除。全方补气力专、升举元气，化气行水，使小便通利。

主治： 老年前列腺肥大。

加减： 凡症见小腹坠胀，时欲小便而不得出，或量少而不爽利，或小便不能控制，时有夜间遗尿，神疲倦怠等可选用本方。若大便秘结加肉苁蓉20克；尿道涩痛加蒲公英25克，木通10克；咳喘加杏仁5克，细辛5克。

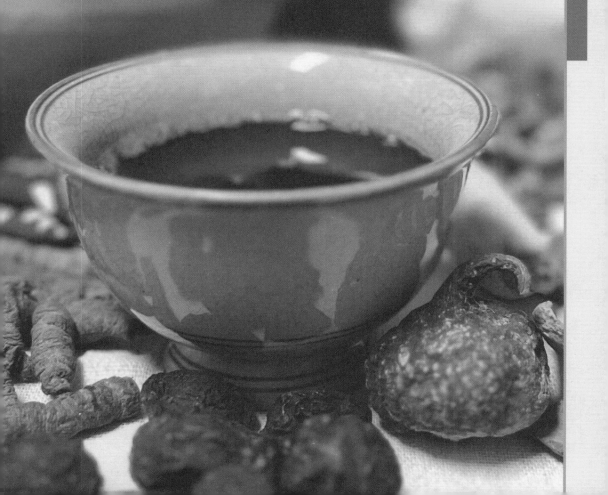

第三章
五官科疾病特效处方

流行性出血性结膜炎

　　流行性出血性结膜炎是一种暴发流行的、剧烈的急性结膜炎，俗称"红眼"，多发生于夏秋季节，其致病的病原体为肠道病毒。本病特点是发病急、传染性强、刺激症状重，结膜高度充血、水肿，合并结膜下出血、角膜损害及耳前淋巴结肿大。中医认为本病是风热外邪侵扰眼部而发病，治疗时应清热解毒。

疏风清热汤
疏风清热

方源：《治验百病良方》（侯秋来方）

方歌： 疏风清热桑叶防，菊花大青板蓝根，银花连翘夏枯草，黄芩蝉蜕白茅根。

组成： 防风、夏枯草各6克，白菊花、连翘各12克，桑叶、金银花、黄芩、白茅根各9克，板蓝根18克，大青叶15克，蝉蜕4.5克。

用法： 水煎服。首煎内服；第二煎用纱布滤过，用其液洗眼。日洗3～5次。

方解： 方用防风、桑叶、蝉蜕疏散风热；白菊花、板蓝根、大青叶、金银花、连翘、黄芩、夏枯草清热解毒；白茅根清热凉血。诸药合用，共奏疏风清热、解毒消肿之功。

主治： 急性流行性出血性结膜炎。

加减： 若头痛鼻塞者，加桔梗6克，荆芥6克；便秘口渴者，加大黄6克，玄明粉4.5克；结膜出血者，加赤芍6克，牡丹皮3克。

忍冬藤汤

清热解毒，疏风凉血

方源：《治验百病良方》

方歌：忍冬藤汤板蓝根，野菊夏枯蒲公英，赤芍桑皮谷精草，连翘白蒺草薄荷。

组成：忍冬藤、板蓝根、蒲公英、野菊花、夏枯草各20克，谷精草、赤芍、桑皮、连翘、蒺藜各15克，薄荷、生甘草各8克。

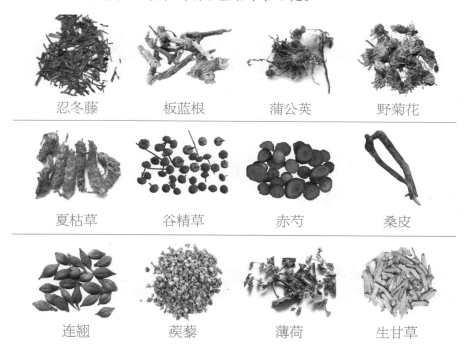

忍冬藤	板蓝根	蒲公英	野菊花
夏枯草	谷精草	赤芍	桑皮
连翘	蒺藜	薄荷	生甘草

用法：水煎服。

方解：方用忍冬藤、板蓝根、蒲公英、野菊花、夏枯草、谷精草、连翘清热解毒，清肝明目；赤芍凉血活血；桑皮宣肺利气；蒺藜、薄荷疏风明目；生甘草解毒，调和诸药。诸药合用，共奏清热解毒、疏风凉血之功。

主治：流行性出血性结膜炎。

加减：若头痛、咽喉甚者，加白芷、蔓荆子、牛蒡子各10克；若结膜充血水肿甚者，加茯苓、猪苓、茺蔚子各10克；若结膜下出血者，加地榆、茜草、大蓟各10克；若角膜上皮剥脱者，加龙胆草、蝉蜕各10克；若大便秘结者，加生大黄（后下）、玄明粉（冲服）各6克。

角膜炎

角膜炎是指由于外伤，或感染病菌角膜炎症性病变，会致使视力下降，属中医黑睛翳范畴。中医认为，本病为外感风热，或热毒上攻，蕴于黑睛。治宜养血祛风、活血通络。

大青叶汤　　　祛风清热，泻火解毒

方源：《治验百病良方》

方歌： 大青叶汤板蓝根，银花羌活川黄连，芩柏栀菊决明子，荆芥防风甘草生。

组成： 板蓝根、大青叶、金银花各15克，羌活、川黄连、黄芩、川黄柏、栀子、野菊花、决明子各10克，荆芥、防风、生甘草各6克。

用法： 水煎服。

方解： 方用板蓝根、大青叶、金银花、野菊花、决明子清热解毒；川黄连、黄芩、川黄柏、栀子清热泻火；羌活、荆芥、防风祛风解毒；生甘草解毒，调和诸药。合而用之，共奏祛风清热，泻火解毒之功。

主治： 病毒性角膜炎。

祛风解毒汤

祛风清热，利水健脾

方源：《治验百病良方》

方歌：祛风解毒金银花，柴胡栀子蒲公英，荆防芍芷龙胆草，蔓荆茯苓草木通。

组成：蒲公英、金银花各20克，柴胡、蔓荆子、栀子各12克，龙胆草、赤芍、防风各15克，荆芥、白芷各10克，木通、生甘草、茯苓各8克。

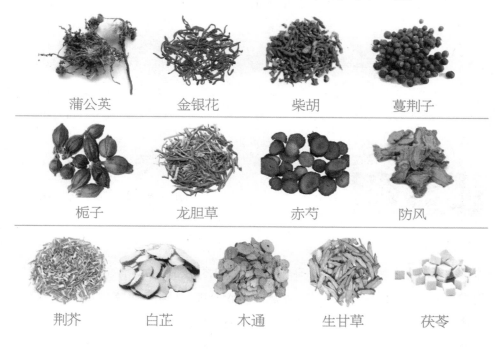

蒲公英	金银花	柴胡	蔓荆子
栀子	龙胆草	赤芍	防风
荆芥	白芷	木通	生甘草	茯苓

用法：水煎服。

方解：方用蒲公英、金银花、栀子、龙胆草清热解毒，泻火明目；柴胡疏肝解郁；赤芍凉血活血；防风、荆芥、白芷、蔓荆子祛风解表；茯苓、木通利水健脾；生甘草解毒，调和诸药。诸药合用，共奏祛风清热、利水健脾之功。

主治：病毒性角膜炎。

加减：若口渴、便秘、心烦者，加生地黄、知母、何首乌各10克；若口苦、咽干者，加钩藤、蝉衣各10克；若纳差、便溏者，加苍术、芡实各10克；若角膜遗留有混浊，加谷精草10克。

近视

近视是指视近物清晰，视远物模糊的眼病。高度近视者，眼珠较为突出，远视力显著减退，为了视物清晰，不得不移近所视目标，且常眯目视物；容易并发云雾移睛，甚至引起视衣脱离，以致严重损害视力。治宜补心益气、滋补肝肾、益精养血。

定志丸　　　　补心强志，开窍明目

方源： 明代傅仁宇《审视瑶函》

方歌： 近视清明远视昏，阳光不足被阴侵，定志丸用菖蒲远，朱砂人参白茯神。

组成： 远志（去心）、人参5克，菖蒲、茯神10克，朱砂0.15克（不宜入煎剂）。

用法： 蜜为丸，每日1丸。

方解： 人参补心气；菖蒲开心窍；茯神能交心气于肾；远志能通肾气于心；朱砂色赤，清肝镇心，心属离火，火旺则光能及远也。

主治： 目不能远视，而能近视者。常服益心强志，能疗健忘。

加减： 本方为中医治疗近视眼的传统方剂，汤剂一般不用朱砂。近代眼科学家又加入珍珠母10克、五味子5克，以加强安神宁心作用；加入茺蔚子10克，以活血行滞；加入生地黄10克、知母10克、黄柏10克，以凉血清热；加入枸杞子10克、菟丝子10克、车前子10克（包煎），以滋补肝肾。名叫开窍明目补肾五子汤。临症使用时还可加减用药。

近视眼丸

补益肝肾，活血通络

方源：《治验百病良方》

方歌： 近视眼丸枸青葙，黄芪桑葚五味全，桃红覆藤决明子，远菊菖蒲升麻冰。

组成： 五味子、枸杞子、青葙子各20克，黄芪25克，桑葚子、覆盆子各15克，桃仁、红花、鸡血藤、远志、野菊花、决明子各12克，石菖蒲、升麻各10克，冰片0.15克。

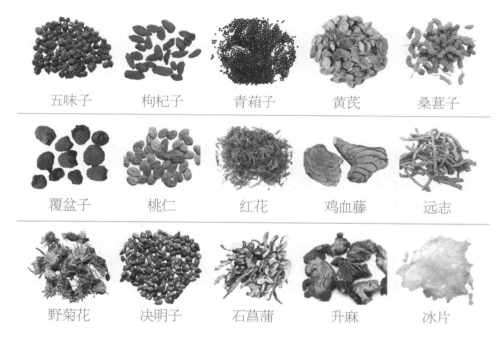

| 五味子 | 枸杞子 | 青葙子 | 黄芪 | 桑葚子 |

| 覆盆子 | 桃仁 | 红花 | 鸡血藤 | 远志 |

| 野菊花 | 决明子 | 石菖蒲 | 升麻 | 冰片 |

用法： 上药共研为极细末，炼蜜为丸，每丸重9克。每次服1丸，白开水送服，每日早、晚各1次。同时每日做眼保健操3次。2个月为1疗程。每半个月测视力1次。

方解： 方用枸杞子、桑葚子、覆盆子、五味子补益肝肾；黄芪补气益肝；桃仁、红花、鸡血藤活血通络；远志、石菖蒲清心开窍；野菊花、决明子、青葙子清肝明目；升麻升清载药上行；冰片芳香走窜通络。诸药合用，共奏补益肝肾，活血通络，清肝明目之功。

主治： 近视眼。

中耳炎

　　中医将中耳炎称为"耳脓""耳疳"，认为本病是由肝胆湿热，邪气盛行而引起。治疗时，有虚实之分。实证表现为耳内胀闷，耳痛耳鸣，面色红赤，耳道脓液黄稠，多见于急性化脓性中耳炎；虚证表现为耳道流出脓色清稀，耳聋耳鸣，面色萎黄，头昏眼花，四肢乏力。

清热托里汤　　　清热泻火，散风祛湿

方源： 张梦侬《临症会要》

方歌： 清热托里用归芪，香附柴胡草黄芩，生地白芍龙胆草，再加白芷地骨皮。

组成： 香附、黄芩、生地黄、白芍、甘草、地骨皮、当归各10克，黄芪15克，柴胡、白芷各6克，龙胆草4.5克。

用法： 水煎服。两日1剂，分服4次。7剂为1个疗程。

方解： 由于本病为肝胆湿热内蕴所致。故方中以龙胆草、黄芩清热泻火祛湿；黄芪益气；当归、生地黄、白芍、地骨皮清热凉血，养阴益阴，使邪去不伤正；湿热之邪内郁肝胆，故以柴胡、香附疏肝理气；甘草和药调中；白芷散风消肿。诸药合用，共奏清热泻火，散风祛湿，托里排脓之效。

主治： 化脓性中耳炎。

加减普济消毒饮
行血疏气，清泄热毒

方源： 李文亮《千家妙方·下》（何任方）

方歌： 加减普济消毒饮，银翘黄芩板蓝根，桃仁玄参苍耳子，力虫川连陈蝉衣。

组成： 连翘、黄芩、玄参、大力子各9克，板蓝根、金银花各12克，炒天虫、陈皮、炒苍耳子、蝉衣各4.5克，桃仁6克，川黄连3克。

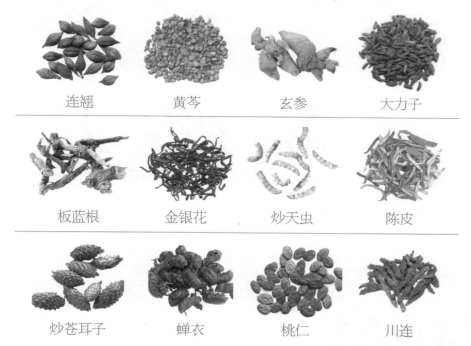

连翘	黄芩	玄参	大力子
板蓝根	金银花	炒天虫	陈皮
炒苍耳子	蝉衣	桃仁	川连

用法： 水煎服。

方解： 原方普济消毒饮乃李东垣所创用，今减去马勃、升麻、柴胡、桔梗、甘草、薄荷，加入金银花、桃仁、炒苍耳子、蝉衣用之，获以良效。方中之黄芩、川连清泄上焦热毒，其为主药；大力子、连翘、金银花、天虫、蝉衣，其疏散头面风热，为辅药；玄参、板蓝根清热解毒；陈皮理气而桃仁行血，二者合用，能疏气血之壅滞；炒苍耳子散风热，而利上窍，引诸药直达病所，共奏清热解毒、疏风散邪、宣壅利窍之功。

主治： 急性中耳炎。

中耳炎汤

清热泻火，益气健脾

方源：《治验百病良方》

方歌：中耳炎汤生黄芪，胆草夏枯生薏仁，白术泽泻柴胡草，水煎内服效亦佳。

组成：生黄芪、生薏苡仁各50克，龙胆草、夏枯草各20克，白术、泽泻各30克，柴胡15克，生甘草10克。

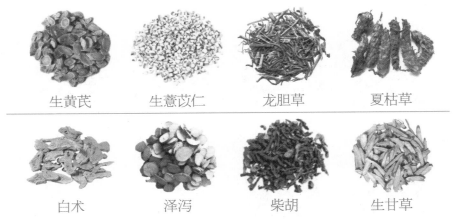

| 生黄芪 | 生薏苡仁 | 龙胆草 | 夏枯草 |

| 白术 | 泽泻 | 柴胡 | 生甘草 |

用法：水煎服。

方解：方用龙胆草、夏枯草清热泻火；生黄芪益气扶正；生薏苡仁、泽泻、白术健脾利湿；生甘草解毒和药。诸药合用，共奏清热泻火、益气健脾之功。

主治：中耳炎。

耳疳散

解毒收敛

方源：《中医外科学讲义》

方歌：耳疳散内五倍子，黄连东丹和枯矾，龙骨海螵冰片麝，解毒收敛效堪夸。

组成：五倍子、黄连、东丹、枯矾、龙骨、海螵蛸各6克，麝香、冰片各0.6克。

用法：上药共研细末，储瓶密封备用。用时用棉花卷条蘸药塞入耳窍内，每日换药2～3次。

方解：方用五倍子、枯矾、龙骨、海螵蛸收湿敛疮；合以东丹、黄连清热消肿；麝香、冰火开窍。

主治：慢性化脓性中耳炎。症见耳道红肿、脓溢不止、经久缠绵、反复发作。

内耳眩晕症

　　内耳眩晕症又称美尼尔综合征或膜迷路积水。病因尚不很明确，常因精神紧张、疲劳过度而诱发，故在中年脑力劳动者多见。常突然起病，反复发作，感觉自身或周围物体旋转晃动，有天翻地覆之感，伴耳鸣耳聋，耳内有闷胀感，并有恶心呕吐，发作后耳鸣耳聋减轻或消失，耳聋随发作次数的增强而加重，反复发作者耳鸣永久，发作时加重。检查有眼球震颤和前庭功能异常。

复方泽泻汤　　　渗湿健脾，平肝潜阳

方源：《治验百病良方》

方歌：复方泽泻用白术，钩藤菊花珍珠母，再加磁石川牛膝，内耳眩晕效堪夸。

组成：泽泻20克，白术、钩藤、珍珠母各15克，菊花、川牛膝各10克，磁石25克。

用法：水煎服。

方解：方用白术、泽泻渗湿健脾；钩藤、菊花清热息风；珍珠母、磁石重镇潜阳；川牛膝活血，并导热下行。合而用之，共奏渗湿健脾、平肝潜阳之功。

主治：内耳眩晕。

加减：若伴恶心呕吐者，加半夏15克，赭石50克，疗效更佳。

止眩汤

通阳利水，息风化痰

方源：《治验百病良方》

方歌： 止眩汤内用桂枝，泽泻茯苓制南星，防风天麻法半夏，白术猪苓和钩藤。

组成： 桂枝、泽泻、茯苓、防风、天麻各20克，制南星、法半夏各10克，猪苓、白术、钩藤各12克。

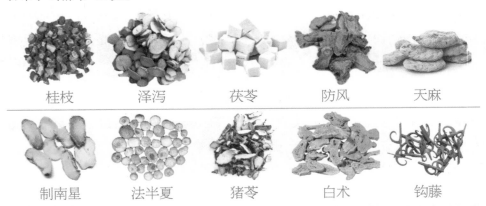

桂枝　　　泽泻　　　茯苓　　　防风　　　天麻

制南星　　法半夏　　猪苓　　　白术　　　钩藤

用法： 水煎服。

方解： 方用桂枝、泽泻、茯苓、猪苓、白术通阳利水；制南星、法半夏燥湿化痰。

主治： 内耳眩晕。

清眩汤

燥湿健脾，清热息风

方源： 杜怀棠《中国当代名医验方大全》（江尔逊方）

方歌： 清眩汤内用柴胡，夏陈术泽天麻菊，黄芩甘草生姜枣，党参茯苓钩藤襄。

组成： 柴胡、半夏、陈皮、白术、泽泻、天麻、菊花、大枣各10克，黄芩、生姜、甘草各5克，党参、钩藤、茯苓各15克。

用法： 水煎服。

方解： 方用柴胡、黄芪清热疏肝；半夏、陈皮、茯苓、泽泻、白术燥湿化痰；党参、白术、茯苓益气健脾；钩藤、菊花、天麻清热息风；大枣、生姜温中；甘草调和诸药。

主治： 内耳眩晕。

耳聋

耳聋，指听力减退或完全失去听力。中医认为，耳为肾的外窍，胆及三焦等的经脉会于耳中，所以耳鸣、耳聋多与肾、胆、三焦有关。治宜滋阴补肾、疏肝活血、通络开窍。

耳聋丸　　　清热渗湿通窍

方源：现代叶显纯《常用中成药》

方歌：耳聋丸内生地黄，胆草黄芩泽泻裹，当归栀子和木通，菖蒲甘草羚角粉。

组成：龙胆草、黄芩、生地黄、泽泻、木通、栀子、当归、菖蒲、甘草各30克，羚羊角粉1.5克。

用法：水煎服。

方解：方用龙胆草、羚羊角粉、栀子、黄芩、生地黄清肝胆实火；合以泽泻、木通清热渗湿；当归、菖蒲活血通窍聪耳；甘草解毒，调和诸药。诸药合用，其奏清肝胆实热，清热渗湿通窍之功。

主治：耳聋耳鸣、耳内肿痛流脓。

加减：耳内流脓，加蒲公英、野菊花。

加味逍遥散

宣通升散，行气解郁

方源： 张梦侬《临症会要》

方歌： 加味逍遥暴聋方，柴芎归附白芍栀，地骨丹皮龙胆草，磁石甘草石菖蒲。

组成： 柴胡、制香附、当归、白芍、地骨皮、栀子、龙胆草（酒炒）、牡丹皮、甘草、石菖蒲各10克，川芎5克，磁石粉（醋煅）25克。

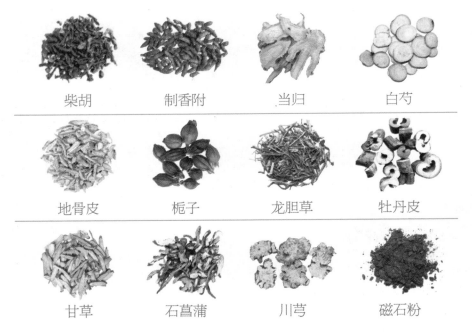

柴胡	制香附	当归	白芍
地骨皮	栀子	龙胆草	牡丹皮
甘草	石菖蒲	川芎	磁石粉

用法： 水煎服。间日1剂。

方解： 猝然耳聋，乃肝胆郁火勃发，阻塞清窍。故方用龙胆草、栀子、牡丹皮、地骨皮以泻肝胆三焦之火；柴胡、川芎以升散火郁；当归、白芍以和血平肝；石菖蒲、制香附以通窍行气；磁石粉滋肾镇惊，通耳明目；甘草调和诸药。诸方合用，共成缓肝泻火之剂，使郁火得泻，则肝胆条达，气血畅行，则清窍通利。更加针灸以开泄疏导，则暴聋自平。

主治： 暴聋。

加减： 在服药的同时，应配合针灸治疗。头部取穴：翳风、耳门、听会、听宫。下肢取穴：内庭（均双侧）。用半寸毫针，刺入3分，留针5分钟，每日1次，轻症3次，重症7次。

加味血府逐瘀汤 活血化瘀，通络开窍

方源：《千家妙方·下》（蔡福养方）

方歌：加味血府逐瘀汤，归芍枳壳生地黄，桃红芎桔丝瓜络，柴膝菖蒲草路通。

组成：生地黄、当归、枳壳、赤芍、川芎各9克，桔梗、柴胡、甘草、桃仁、红花各6克，怀牛膝、丝瓜络各20克，路路通10克，石菖蒲15克。

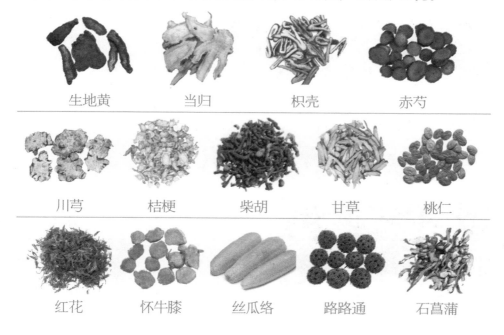

| 生地黄 | 当归 | 枳壳 | 赤芍 |

| 川芎 | 桔梗 | 柴胡 | 甘草 | 桃仁 |

| 红花 | 怀牛膝 | 丝瓜络 | 路路通 | 石菖蒲 |

用法：水煎服。

方解：耳司听觉，位于头面两侧，是清阳之气上通之处，属清窍之一。其功能须依赖气血阴阳调和而发生作用。《医林绳墨》耳部中有"然阳主乎声，阴主乎听，如寂然而听，声必应之，此阴阳相合，气之和也"。《灵枢·口问》篇有"耳者，宗脉之所聚也"。由于全身各大脉络会聚于耳，使耳与脏腑相连接，脏腑的生理功能和病理变化，常循经反映于耳。此因外伤致使气血凝滞，壅结耳窍，阴阳气血失调，呈现耳聋等症。故选用清代《医林改错》血府逐瘀汤加味治之。方用血府逐瘀汤活血化瘀，理气止痛；加之丝瓜络、路路通、石菖蒲以助通络开窍，共组成调和阴阳气血之剂，获以良效。

主治：神经性耳聋（外伤性）。

耳聋散

理气活血，通窍复聪

方源：《治验百病良方》

方歌：耳聋散内用柴胡，川芎天麻制香附，再加防风和三七，理气活血耳复聪。

组成：柴胡、制香附各50克，川芎25克，天麻15克，防风10克，三七20克。

用法：上药共研细末，储瓶备用。用时，每次服8克，日服2次，开水送服。1周为1疗程。

方解：方用柴胡、制香附疏肝理气；川芎、三七活血化瘀；天麻、防风祛风通络。合而用之，共奏理气活血，通窍复聪之功。

主治：外伤生耳聋。

益气活血汤

益气活血，祛风通窍

方源：《治验百病良方》

方歌：益气活血用参芪，桃红丹参草葛根，柴胡川芎蔓荆子，钩藤棱芍鸡血藤。

组成：生黄芪、党参、丹参、葛根各25克，红花、桃仁、川芎、柴胡、三棱各12克，蔓荆子、赤芍、鸡血藤、钩藤各10克，生甘草5克。

用法：水煎服。20天为1疗程。

方解：方用生黄芪、党参益气补虚；丹参、红花、桃仁、川芎、三棱、赤芍、鸡血藤活血化瘀；柴胡疏肝解郁；钩藤、蔓荆子、葛根清肝祛风通窍生甘草即可解读；又能调和诸药。合而用之，共奏益气活血、祛风通络之功。

主治：突发性耳聋。

加减：若头晕、头胀和头痛者，加生石决明、生地黄、野菊花、白芷各10克；若头昏、体倦乏力、视物欠清者，加黄精、枸杞子、白术各10克。

慢性鼻炎

慢性鼻炎是因外感风寒、风热或风寒郁而化热，未经治疗，或治疗不彻底，邪毒滞留在鼻窍，由鼻入肺，肺经伤则肺失宣降，故出现鼻塞，肺气失宣降，可致气滞血瘀，鼻塞症状加重。治宜益气祛风、通利鼻窍。

桂枝苍耳汤
清热祛风，通利鼻窍

方源：《治验百病良方》

方歌：桂枝苍耳用防风，白芷川芎辛夷花，连翘桔梗鱼腥草，再加细辛甘草襄。

组成：桂枝、苍耳子、白芷、防风、川芎各10克，鱼腥草、连翘各20克，辛夷、桔梗、细辛各6克，生甘草5克。

用法：水煎服。10剂为1疗程。

方解：方用鱼腥草、连翘清热解毒；桂枝、防风疏散风寒；川芎活血祛风；苍耳子、辛夷、白芷、桔梗、细辛通利鼻窍，疏风散邪。生甘草解毒和药。诸药合用，共奏清热祛风、通利鼻窍之功。

主治：慢性鼻炎。

玉屏苍耳汤 益气祛风，清收敛疮

方源：《名医名方录·第三辑》（王德鉴方）

方歌： 玉屏苍耳用黄芪，防风木通和白术，辛夷白芷五味子，再加菊花桑螵蛸。

组成： 黄芪25克，防风、木通各10克，白术、苍耳子、辛夷、白芷、菊花、五味子、桑螵蛸各15克。

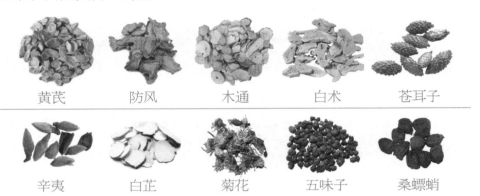

黄芪	防风	木通	白术	苍耳子
辛夷	白芷	菊花	五味子	桑螵蛸

用法： 水煎服。

方解： 方用黄芪、五味子益气固表；防风疏散风寒；白术健脾渗湿；苍耳子、辛夷、白芷通利鼻窍，疏风散邪；菊花清利头目。

主治： 慢性鼻炎。

鼻炎汤 清热祛风，通利鼻窍

方源：《治验百病良方》

方歌： 鼻炎汤内用柴胡，胆草薄荷与防风，荆芥川芎鱼腥草，枳桔细夷蔓荆子。

组成： 龙胆草、鱼腥草各15克，柴胡、薄荷、防风、荆芥、川芎、蔓荆子、桔梗各10克，辛夷12克，细辛5克。

用法： 水煎服。

方解： 方用龙胆草、鱼腥草清热解毒；桔梗、辛夷、细辛、蔓荆子通利鼻窍，疏散风邪。诸药合用，共奏清热祛风，通利鼻窍之功。柴胡疏肝理气；防风、荆芥、薄荷祛风散邪；川芎活血祛风。

主治： 慢性鼻炎。

过敏性鼻炎

　　过敏性鼻炎是自身因为环境致使的一种过敏现象，主要的症状是流涕、鼻痒、打喷嚏、流眼泪等。中医认为，主要因患者的脏腑功能失调，肺、脾、肾等脏器虚损所致。此外，若再受外邪侵袭就易发病。

益气通窍汤　　益气固表，疏风通窍

方源：《名医治验良方》（焦树德方）

方歌：益气通窍用黄芪，白术白芷和防风，细辛辛夷苍耳子，再加一味荆芥穗。

组成：生黄芪15克，白术、白芷、辛夷、苍耳子、荆芥穗各9克，防风6克，细辛3克。

用法：水煎服。

方解：方用生黄芪、白术益气，固表，健脾；防风、荆芥穗疏散风邪；苍耳子、辛夷、白芷、细辛通利鼻窍，疏风散寒。合而用之，共奏益气固表，疏风通窍之功。

主治：过敏性鼻炎。

益气健脾汤

益气健脾，祛风通窍

方源：《治验百病良方》

方歌：益气健脾用参芪，山药白术薏苡仁，荆芥防风生甘草，桔梗蝉衣和细辛。

组成：党参、黄芪、薏苡仁、怀山药各15克，白术、防风、荆芥、桔梗各10克，细辛、蝉衣各6克，生甘草8克。

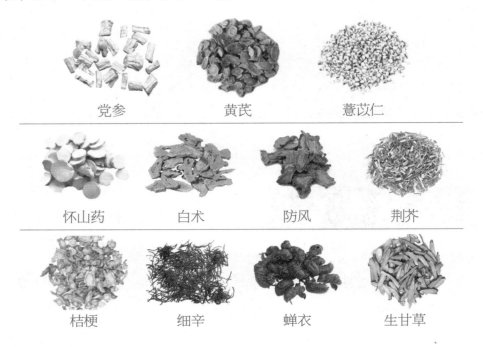

党参　　　　　　黄芪　　　　　　薏苡仁

怀山药　　　白术　　　防风　　　荆芥

桔梗　　　细辛　　　蝉衣　　　生甘草

用法：水煎服。

方解：方用党参、黄芪益气固表；怀山药、白术、薏苡仁健脾渗湿；防风、荆芥、细辛、桔梗、蝉衣祛风通窍；生甘草解毒和药。合而用之，共奏益气健脾，祛风通窍之功。

主治：过敏性鼻炎。

加减：若鼻塞重者，加辛夷、石菖蒲、栀子各10克；若鼻黏膜水肿严重者，加猪苓、茯苓、泽泻各10克；若鼻涕中夹血者，加茜草、白茅根各10克；若食欲减退者，加苍术、鸡内金各10克。

鼻窦炎

鼻窦炎有急性和慢性之分，中医认为，急慢性鼻窦炎均属"鼻渊"范畴。鼻窦炎的发病机理主要为肺经风热，壅塞鼻窍、胆腑郁热，上攻鼻窍、脾胃湿热，困结鼻窍、肺气虚寒，邪犯鼻窍、脾气虚弱，湿困鼻窍等。而且认为急性鼻窦炎多为实证，而慢性鼻窦炎则多为虚证或虚实夹杂证。治宜散风祛寒、清热解毒、通利鼻窍。

解毒汤 　清热解毒，通利鼻窍

方源：《治验百病良方》

方歌：解毒汤内金银花，野菊苍耳生薏仁，黄芩辛夷和白芷，解毒通窍病可痊。

组成：金银花、野菊花各30克，苍耳子、生薏苡仁各20克，黄芩、辛夷花各10克，白芷12克。

用法：水煎服。10剂为1疗程。

方解：方用金银花、野菊花、黄芩清热解毒；生薏苡仁渗湿健脾；苍耳子、辛夷花、白芷通利鼻窍，疏风散邪。诸药合用，共奏清热解毒，通利鼻窍之功。

主治：副鼻窦炎（鼻渊）。

加减：若恶风寒，鼻塞者，加荆芥、薄荷、细辛、防风；若偏寒头痛者，加羌活、独活、川芎；若偏热头痛者，加菊花、蔓荆子、柴胡、升麻、葛根；若咳嗽痰多者，加杏仁、桔梗、柴胡；若兼眩晕者，加桑叶、菊花、钩藤、石决明、枸杞子；若疼痛日久、疲倦无力、缠绵无休止者，加党参、白术、黄芪；若鼻出血者，加栀子、白茅根、生地黄、牡丹皮。

蒲公英汤

清热解毒，祛风通窍

方源：《治验百病良方》

方歌：蒲公英汤野菊花，黄芩胆草与防风，白芷辛夷生甘草，清热解毒通鼻窍。

组成：蒲公英、黄芩、龙胆草各20克，防风、白芷、野菊花各12克，辛夷花10克，生甘草6克。

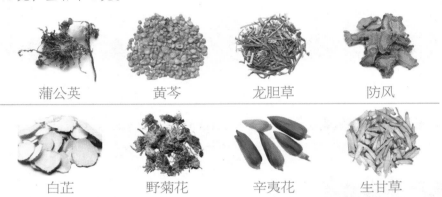

| 蒲公英 | 黄芩 | 龙胆草 | 防风 |

| 白芷 | 野菊花 | 辛夷花 | 生甘草 |

用法：水煎服。一周为1疗程。

方解：方用蒲公英、龙胆草、野菊花、黄芩清热解毒；防风、白芷、辛夷花祛风通窍；生甘草解毒和药。诸药合用，共奏清热解毒、祛风通窍之功。

主治：鼻窦炎。

加减：若头痛甚者，加蔓荆子、羌活各10克。

鼻窦炎汤

清热解毒，疏风通窍

方源：《治验百病良方》

方歌：鼻窦炎汤用公英，射干鱼腥苍耳子，柴胡辛夷败酱草，薄芷辛草山豆根。

组成：鱼腥草、蒲公英、败酱草各20克，射干30克，苍耳子、柴胡、山豆根、辛夷、薄荷、白芷各10克，细辛、甘草各5克。

用法：水煎服。6剂为1疗程。

方解：方用鱼腥草、败酱草、蒲公英、射干、山豆根清热解毒；柴胡疏肝解郁；苍耳子、辛夷、薄荷、白芷、细辛通利鼻窍，疏风散邪；甘草解毒和药。

主治：鼻窦炎。

慢性咽炎

慢性咽炎是指咽部黏膜、淋巴组织及黏液腺的弥漫性炎症。症状有咽部发干、发痒、灼热、疼痛、有异物感、吞咽不适、声音嘶哑或失音等，重症者伴有咳嗽、咳痰，晨起较甚。中医认为，慢性咽炎系风热喉痹反复发作，阴津暗耗、虚火上炎，熏灼咽部，或肺阴不足等所致。治宜清润肺气、调和气血、滋养肝肾。

加味增液汤 滋阴降火，清热解毒

方源： 张梦侬《临症会要》

方歌： 加味增液是良方，银翘丹芍生地黄，石膏玄参和麦冬，车前竹叶草薄荷。

组成： 金银花30克，连翘、生地黄、玄参、麦冬、生石膏各15克，牡丹皮、白芍、甘草、竹叶、车前草、薄荷各10克。

用法： 水煎服。代茶频饮。可连服3～5剂。

方解：《素问·阴阳应象大论》云"水为阴，火为阳"，"阴胜则阳病，阳胜则阴病"。今热毒内发，咽、舌、口腔糜烂，是火盛则伤阴。方取增液汤加金银花、连翘、牡丹皮、生石膏、白芍、甘草、竹叶、车前草、薄荷而成。故用玄参、麦冬、生地黄增液以滋阴固其本；生石膏、竹叶泄气分之火；牡丹皮、白芍泻血分之火；薄荷使郁火上散；车前草清热利水而引毒火下行；金银花、连翘清热解毒（败毒）；甘草解毒泻火调和诸药，共成滋阴泻火败毒之剂。确诊为实火用之即效，如属虚火，虽多用久用亦不见效。

主治： 急、慢性咽炎及口腔炎。

加减： 在服药同时，外用"锡类散"吹喉（患处）。

附记： 如证属虚火者忌用。若同时配用三棱针点刺少商穴放血少许，奏效尤捷。

五福化毒丹　　　清热凉血，解毒消肿

方源：明代龚廷贤《寿世保元》

方歌：五福化毒生地黄，犀角桔梗赤茯苓，朴硝甘草牛蒡子，青黛玄参连翘裹。

组成：犀角（3倍量水牛角代）、甘草、朴硝各9克，桔梗30克，生地黄、赤茯苓、牛蒡子各15克，连翘、玄参各18克，青黛6克。

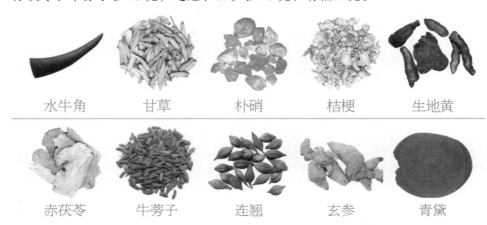

| 水牛角 | 甘草 | 朴硝 | 桔梗 | 生地黄 |
| 赤茯苓 | 牛蒡子 | 连翘 | 玄参 | 青黛 |

用法：上药共研细末，炼蜜为丸，如龙眼大（约3克）。每服1丸，薄荷汤研化下。

方解：方用犀角、生地黄、玄参清热凉血；桔梗、甘草宣肺泄热利咽；赤茯苓利水健脾；朴硝通腑泄热，使热毒从二便排出；青黛清热解毒；连翘、牛蒡子凉血解毒，且牛蒡子、玄参、桔梗又均为清热利咽要药。诸药合用，共奏清热凉血，解毒消肿之功。

主治：热毒蕴结，症见咽喉肿痛、口舌生疮、口臭烦热、口苦咽干、苔黄、脉数等。

加减：若见舌质红绛者，加赤芍、牡丹皮；咽喉肿痛较甚，加射干、山豆根；口中糜碎或口臭，加黄连、木通；大便秘结者，加大黄。此外，在服药同时，应配合珠黄散吹喉，冰硼散涂口舌上。

附记：方中犀角，今为禁品，改用水牛角15～30克，先煎30分钟。用之临床，效果亦佳。

喉喑是指以声音嘶哑为主要特征的喉部疾病。本病初期多为实证，临床辨证多属风寒、风热或肺热壅盛，肺气不宣；病久则多为虚证或虚实夹杂证，临床辨证多属肺肾阴虚、肺脾气虚或血瘀痰凝，喉窍失养。治疗上，在辨证用药的基础上应注意配合利咽开音法的运用。

消息利咽汤

清热解毒，活血化痰

方源：《治验百病良方》

方歌：消息利咽蒲公英，夏枯茯苓胖大海，赤芍蝉衣鱼腥草，再加甘草紫丹参。

组成：蒲公英、夏枯草、鱼腥草各30克，胖大海、茯苓、赤芍、蝉衣、丹参、生甘草各10克。

用法：水煎服。分2～3次口服。

方解：方用蒲公英、鱼腥草、生甘草清热解毒；夏枯草清热化痰散结；胖大海养阴清热润肺开音；丹参、赤芍、茯苓活血渗湿；蝉衣搜风通络。诸药合用，共奏消热解毒，活血化痰，消息利咽之功。

主治：声带息肉。

附记：用本方治疗声带息肉27例，均获痊愈。

二草消息汤

清热化痰，宣肺健脾

方源：《治验百病良方》

方歌： 二草消息用瓜蒌，百合沙参牛蒡子，归芍前胡法半夏，茯苓白术和桔梗。

组成： 败酱草、牛蒡子、全瓜蒌、夏枯草各15克，百合、沙参、茯苓、前胡、法半夏各12克，全当归、白术、赤芍、桔梗各10克。

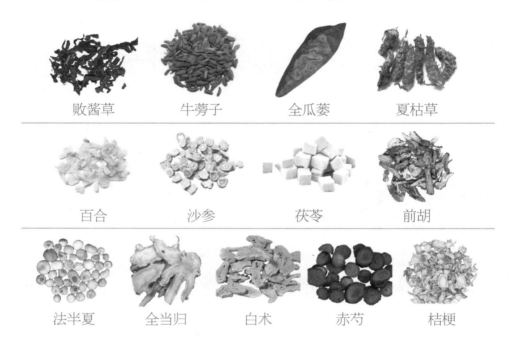

败酱草　　牛蒡子　　全瓜蒌　　夏枯草

百合　　沙参　　茯苓　　前胡

法半夏　　全当归　　白术　　赤芍　　桔梗

用法： 水煎服。

方解： 方用败酱草、夏枯草清热解毒，化痰散结；全瓜蒌、前胡、法半夏、桔梗、牛蒡子宣肺利气，化痰散结；百合、沙参养阴润肺；白术、茯苓健脾渗湿；全当归、赤芍活血通络。诸药合用，共奏清热化痰，宣肺健脾，养阴活血之功。

主治： 声带息肉。

加减： 若咽喉干痛甚者，加玄参、莱菔子、玉竹各10克；若失声者，加凤凰衣、木蝴蝶各5克；若大便秘结者，加生大黄（后下），玄明粉（冲服）各10克。

附记： 用本方治疗声带息肉15例，经用药16～20剂后，均获痊愈。

慢性唇炎

慢性唇炎又称剥脱性唇炎、慢性光化性唇炎。以唇黏膜红肿、糜烂、皲裂、脱屑为特征，时轻时重，日久不愈。此症相当于中医文献记载的"唇风""紧唇"。其病多因阳明胃热、脾经血燥，或复感风邪、风热相搏所致。可分为"胃经风火"和"脾经血燥"两种证型，可分别配合清热泻火、凉血疏风，或凉血润燥、祛风清热之品调理。

唇炎膏

清热解毒，收湿敛疮

方源：《治验百病良方》

方歌：唇炎膏内生大黄，青黛五倍川黄连，枯矾冰片败酱草，地塞米松蜂蜜调。

组成：五倍子、川黄连、青黛、败酱草、生大黄各30克，枯矾6克，地塞米松300毫克，冰片5克，蜂蜜适量。

用法：将前8味药共研为极细末，过120目筛后，贮瓶密封备用。用时，取药末少许，用蜂蜜调和成糊状，外涂患处，每日早、晚各涂1次。3天为1疗程。

方解：方用川黄连、青黛、败酱草清热解毒；五倍子、枯矾收湿敛疮；生大黄凉血散瘀；冰片、地塞米松消炎；蜂蜜解毒。合而用之，共奏清热解毒、收湿敛疮之功。

主治：慢性唇炎。

附记：临床屡用，疗效满意。一般用1～2个疗程，即获痊愈或显效。用药安全，疗效可靠。

唇风饮

散风，清热，除湿

方源：《千家妙方·下》（齐强方）

方歌： 唇风饮内用荆防，连翘薄荷焦栀子，归芍滑石薏仁草，黄芩白术生石膏。

组成： 防风、荆芥穗、焦栀子、黄芩、生石膏、白术、当归、滑石各9克，薄荷、白芍、甘草各6克，连翘、生薏苡仁各12克。

用法： 水煎服。

方解： 方用连翘、焦栀子、黄芩、生石膏清热泻火；防风、荆芥穗、薄荷疏散风邪；白芍、当归养血和肝，活血祛风；滑石、生薏苡仁、白术健脾除湿；甘草解毒，调和诸药。诸药合用，共奏散风，清热，除湿之功。

主治： 过敏性唇炎。

附记： 临床屡用，效果甚佳。一般用药10剂左右即愈。

唇炎液

清热解毒，祛风除湿

方源：《治验百病良方》

方歌： 唇炎液内白鲜皮，苦参地肤川槿皮，再加一味蛇床子，浸泡患部用之痊。

组成： 白鲜皮15克，蛇床子、川槿皮各10克，地肤子、苦参各30克。

用法： 将上药置砂锅内煮沸10分钟，离火之后，去除药渣待温。每日1剂。用时，将患唇浸泡于药液内，每次浸泡15分钟；或将消毒纱布浸透药液，敷于唇部，戴上口罩，可以自由活动。上述两种用药方法轮流使用，但以唇部直接浸泡在药液中为主。总之，每天用药的时间宜长，如果仅用1次则无效。本方对健康皮肤及口腔黏膜基本无刺激。浸泡时，患者感觉舒服，且能止痒。

方解： 方用苦参清热祛湿；川槿皮杀虫解毒；白鲜皮、地肤子、蛇床子祛风止痒。合而用之，共奏清热解毒、祛风除湿、杀虫止痒之效。

主治： 慢性唇炎及剥脱性唇炎。

养阴清澡汤

清心降火，养阴润燥

方源：李文亮《千家妙方·下》（刘荣星方）

方歌：养阴清燥生地黄，玉竹山药牡丹尝，首乌麦冬女贞子，黄芩栀子莲子心。

组成：玉竹、山药、生地黄、女贞子、何首乌各15克，粉牡丹皮、麦冬、莲子心、栀子、黄芩各9克。

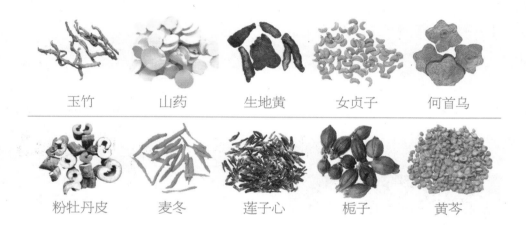

| 玉竹 | 山药 | 生地黄 | 女贞子 | 何首乌 |
| 粉牡丹皮 | 麦冬 | 莲子心 | 栀子 | 黄芩 |

用法：水煎服。

方解：方用栀子、黄芩、莲子心清心降火，且栀子清泻三焦之火，引热下行；玉竹、生地黄、粉牡丹皮、麦冬、何首乌养阴润燥；山药女贞子健脾补肝益肾。合而用之，共奏清心降火、养阴润燥之功。

主治：慢性唇炎（阴虚血热型）。

加减：若苔黄便秘者，加大黄；舌苔腻唇内有分泌物者，加生薏苡仁；小便黄兼口渴者，加淡竹叶。另以木蝴蝶3克局部外敷，用时先以开水将药片浸湿，后敷患处，每昼夜换药2次。

附记：据报道，47例患者，经治疗痊愈后随访观察1～3年，均未见复发，说明远期疗效也令人满意。治疗时间，一般均在两周时间左右，使其痊愈。

扁平苔藓

扁平苔藓，中医病名为"紫癜风"，大致与中医口蕈、口癣、口破、口疳等相似，临床并不罕见，且近年来发病率有增高趋势。中医认为本病是因素体阴血不足，脾失健运，蕴化不足，复感风邪，风湿客于肌肤腠理，凝滞于血分或因肝肾不足，阴虚内热，虚火上炎于口而致病。扁平苔藓好发于青年及成人。

活血解毒汤　　清热解毒，滋阴降火

方源：《治验百病良方》

方歌：活血解毒生地黄，知柏桃红山甲裹，败酱丹花蛇舌草，玄参二冬草栀子。

组成：白花蛇舌草、败酱草各30克，生地黄、丹参、天花粉各15克，天冬、玄参、黄柏、知母、红花、桃仁、炙穿山甲、麦冬、生栀子各10克，生甘草6克。

用法：水煎服。

方解：方用白花蛇舌草、败酱草、生栀子清热解毒；生地黄凉血清热；丹参、红花、桃仁、炙穿山甲活血化瘀；天花粉、天冬、麦冬养阴生津；玄参、黄柏、知母滋阴降火；生甘草解毒，调和诸药。诸药合用，共奏清热解毒，滋阴降火，活血通络之功。

主治：扁平苔藓。

附记：用本方治疗扁平苔藓15例，经服药10～30天后，均获痊愈。

土茯苓汤

清热利湿，养肝健脾

方源：《治验百病良方》

方歌： 土茯苓汤生地黄，败酱龙胆怀山药，苓泽知柏天花粉，山萸枸杞草当归。

组成： 败酱草、土茯苓各30克，龙胆草20克，生地黄、怀山药、猪苓各15克，黄柏、知母、泽泻、山茱萸、天花粉各10克，枸杞子、全当归各12克，生甘草3克。

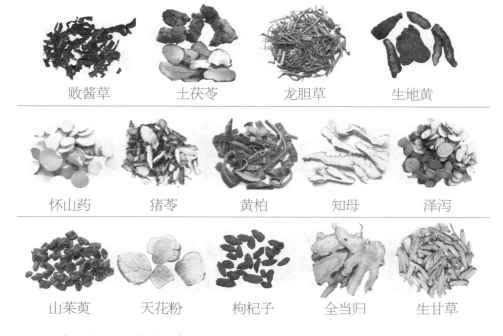

| 败酱草 | 土茯苓 | 龙胆草 | 生地黄 |

| 怀山药 | 猪苓 | 黄柏 | 知母 | 泽泻 |

| 山茱萸 | 天花粉 | 枸杞子 | 全当归 | 生甘草 |

用法： 水煎服。10剂为1疗程，直至痊愈为止。

方解： 方用败酱草、龙胆草清热解毒；土茯苓、猪苓、泽泻、怀山药利湿健脾；生地黄、全当归凉血养血；山茱萸、枸杞子、天花粉养肝生津；黄柏、知母清热养阴；生甘草调和诸药。诸药合用，共奏清热利湿、养肝健脾之功。

主治： 扁平苔藓。

附记： 用本方治疗扁平苔藓29例，经用药1～3个疗程后，结果治愈28例，有效1例。治愈率为96.55%。

活血祛风丸 养血活血，祛风通络

方源： 徐福松《许履和外科医案医话集》

方歌： 活血祛风用四物，桃仁红花赤首乌，浮萍蝉衣与二蛇，为末泛丸服之康。

组成： 白花蛇、浮萍、川芎各30克，乌梢蛇、赤首乌、全当归、生地黄各60克，蝉衣18克，桃仁、红花、赤芍、白芍各45克。

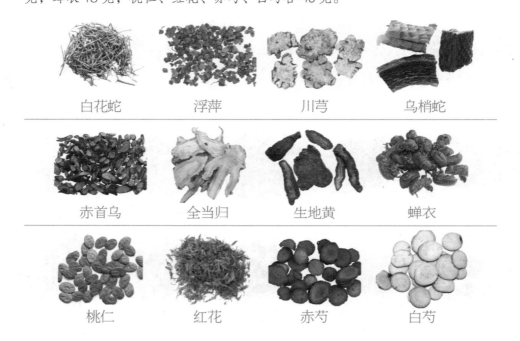

| 白花蛇 | 浮萍 | 川芎 | 乌梢蛇 |

| 赤首乌 | 全当归 | 生地黄 | 蝉衣 |

| 桃仁 | 红花 | 赤芍 | 白芍 |

用法： 上药共研细末，水泛为丸，如梧桐子大。每服3～5克，日服2次，温开水送服。

方解： 本方是从桃红四物汤加味而成。方中以桃红四物汤加赤何首乌养血活血，古人所谓"治风先治血，血行风自灭"是也；更以浮萍、蝉衣、二蛇开腠理，祛风邪，气血和调，风邪渐去，皮毛得养，其病得愈。

主治： 毛囊苔藓，症见皮肤干燥粗糙，毛孔如有硬刺，不红不痛，微痒，皮肤上有火辣感。

附记： 屡用效佳。

鹅口疮

鹅口疮是以口腔白屑为特征的一种常见疾病。因口腔满布白屑时状如鹅口，故名。又因其色白如雪片，故又称"雪口"。本病无明显季节性，常见于禀赋不足，体质虚弱，营养不良，久病、久泻的小儿，尤以早产儿、新生儿多见。一般预后良好。本病在《诸病源候论·鹅口候》中已做了较为系统的论述，书中说："小儿初生口里白屑起，乃至舌上生疮，如鹅口里，世谓之鹅口。此由在胎时受谷气盛，心脾热气熏发于口故也。"明确指出了鹅口疮是由心脾积热所致。

清热泻脾散   清热泻火，凉血解毒

方源：清代吴谦《医宗金鉴》

方歌：清热泻脾用黄连，栀子石膏生地黄，黄芩茯苓灯心草，清热泻火热毒消。

组成：栀子、生地黄、黄芩、茯苓各9克，生石膏15克，黄连、灯心草各3克。

用法：上药共研细末。每次3～6克，水煎服。也可用饮片作汤剂水煎服，各药用量按常规剂量酌定。

方解：方用栀子、生石膏、黄连、黄芩清热泻火；佐以茯苓健脾渗湿；灯心草清心安神；生地黄凉血清热。合而用之，共奏清热泻火解毒之功。

主治：小儿鹅口疮。症见口腔舌上白屑堆积，周围红较甚，面赤唇红，烦躁不宁，吮乳啼哭；或伴发热，口干或渴，大便秘结，小便短黄，舌质红，脉滑数；或指纹紫滞。

加减：若见胃纳不香，加薏苡仁、麦芽、莱菔子；大便秘结，加大黄。

附记：本方虽为小儿而设，但也可治心脾蕴热的病症。

青梅散

清热泻火，活血敛疮

方源： 张奇文《幼科条辨》（蒯仰山家传方）

方歌： 青梅散中生石膏，青黛黄连人中白，乳没硼砂上冰片，清热活血敛疮肌。

组成： 生石膏、硼砂各2.5克，人中白、青黛、黄连、没药、乳香各1克，冰片0.3克。

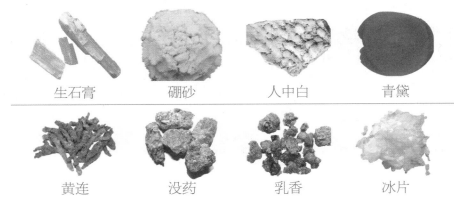

| 生石膏 | 硼砂 | 人中白 | 青黛 |
| 黄连 | 没药 | 乳香 | 冰片 |

用法： 上药共研细末。每取少许搽口中，日数次。

方解： 方用生石膏、青黛、黄连清热泻火；没药、乳香活血散瘀；人中白、冰片、硼砂解毒敛疮生肌。合而用之，共奏清热泻火、活血敛疮之功。

主治： 小儿鹅口疮以及口腔溃疡等病症。

甘露饮

清热解毒，养阴生津

方源： 张奇文《幼科条辨》（李乐园方）

方歌： 甘露饮中天麦冬，芩翘生地茵陈斛，枳实栀子淡竹叶，灯心草甘草莲子心。

组成： 生地黄15克，天冬、麦冬、茵陈、石斛各9克，酒黄芩、连翘各6克，枳实、炒栀子、竹叶各5克，莲子心、甘草各3克，灯心草1克。

用法： 水煎服。

方解： 方用生地黄、天冬、麦冬、石斛养阴生津，凉血解毒；配以酒黄芩、连翘、炒栀子、竹叶、莲子心、灯心草清心脾之火；茵陈清湿热；枳实畅气机；甘草调和诸药。

主治： 口腔舌上白屑散布，兼见形神怯弱、五心烦热、口干不渴、舌质红。

加减： 一般可加桂心少许，以引火归原。

牙周炎

　　牙周炎是牙周组织的慢性炎症。常见症状为牙齿松动、牙龈出血、牙龈肿胀、露牙根、牙垢多、口臭等，病情发展下去，可对牙龈、牙槽骨、牙周膜等牙周组织造成实质性破坏。造成牙周发炎的主要病因是菌斑和牙石，全身其他疾患也可对牙周炎的发生发展形成一定的影响。牙周炎主要发生在成人群体，一旦发病，病情迅速恶化，治疗不及时常会致使牙齿过早松动脱落。

解毒汤　　　　　　　清热解毒

方源：《治验百病良方》

方歌：解毒汤内用银花，黄柏知母共升麻，公英丹皮生甘草，再加茯苓净连翘。

组成：金银花、川黄柏、知母、蒲公英各15克，牡丹皮、升麻、茯苓、连翘各10克，生甘草8克。

用法：水煎服。

方解：方用金银花、连翘、蒲公英清热解毒；川黄柏、知母清热养阴；牡丹皮、升麻凉血解毒，且升麻善载药上行，直达病所；茯苓渗湿健脾，交通心肾；生甘草解毒，调和诸药。诸药合用，共奏清热解毒之功。

主治：急性牙周炎。

附记：用本方治疗急性牙周炎38例，均获治愈。

复方竹叶汤

清心火，泄胃热

方源：《治验百病良方》

方歌： 复方竹叶用黄连，生地丹皮生大黄，连翘升麻天花粉，再加当归生石膏。

组成： 黄连、竹叶各6克，生地黄、连翘各12克，牡丹皮、升麻、当归、大黄各10克，生石膏30克（先煎），天花粉15克。

用法： 水煎服。

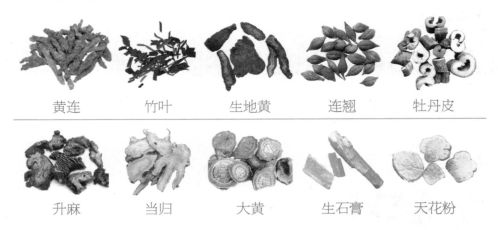

| 黄连 | 竹叶 | 生地黄 | 连翘 | 牡丹皮 |

| 升麻 | 当归 | 大黄 | 生石膏 | 天花粉 |

方解： 方用黄连、竹叶、连翘清心降火；生地黄、牡丹皮、大黄凉血清热，且大黄还有通腑泄热之功；当归活血止痛；生石膏清阳明胃热；升麻祛风解毒，能载药上行；天花粉养阴生津，以免热盛伤阴之弊。合而用之，共奏清心火、泄胃热、凉血解毒之功。

主治： 急性牙周炎。

附记： 用本方治疗急性牙周炎57例，均获良效。一般服药5～7剂即愈。

牙痛

牙痛为牙齿疾病的常见症状，也是许多疾病的一种表现。中医根据病因，将牙痛分为3类：①风热牙痛，以牙龈红肿、受热痛增或见发热恶寒为主症。②胃火牙痛，以疼痛剧烈，牙龈红肿或渗脓以及头痛、口臭、便秘为主症。③虚火牙痛，以牙龈微红肿及隐痛、齿动及腰酸头晕等为主症。无论何种牙痛，都应及时找出原因，进行针对性治疗。

二乌止痛酊

止痛

方源：《治验百病良方》

方歌：二乌止痛用细辛，白芷荜茇公丁香，萹蓄冰片薄荷脑，桂皮酊加酒精浸。

组成：制草乌、制川乌、细辛、白芷各100克，公丁香、荜茇、萹蓄各120克，冰片、薄荷脑各30克，桂皮酊250毫升，90%乙醇2000毫升。

用法：将上药混合后置于乙醇中浸泡30天，每天摇晃瓶2～3次，每次1～2分钟。1个月取出药液备用。用时，取棉签蘸药酊置于牙痛处，用牙齿咬紧棉签，6～10分钟即可取出，每日2～3次。

方解：方用制川乌、制草乌、细辛、公丁香、荜茇、白芷、萹蓄祛风除湿，温经止痛；冰片、薄荷脑芳香通窍，消炎止痛；桂皮酊、乙醇温通止痛。合而用之，共奏止痛之功。又因外用，药达病所，酒助药势，故奏效颇捷。

主治：牙痛。

附记：屡用效佳。一般用药1～2次即可止痛。

石膏汤

清热凉血，祛风止痛

方源：《治验百病良方》

方歌： 石膏汤内用黄芩，细辛连翘共青皮，银花升麻生甘草，生地大黄丹薄荷。

组成： 生石膏60～120克（研面布包，先煎30分钟），黄芩、连翘各15克，细辛、青皮、升麻、甘草各6克，生地黄、金银花各30克，大黄（酒制）3克，薄荷9克，牡丹皮12克。

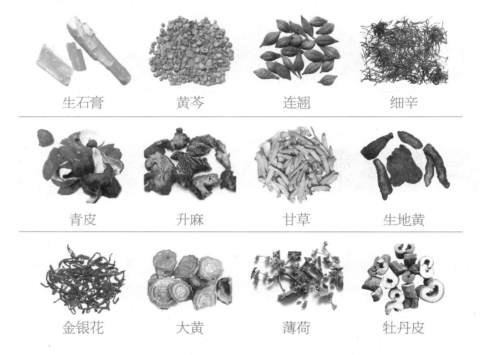

生石膏	黄芩	连翘	细辛
青皮	升麻	甘草	生地黄
金银花	大黄	薄荷	牡丹皮

用法： 水煎服（先煎石膏，再入群药同煎3～5分钟）。煎后即取汤药乘热口服，次晨再将剩余药渣煎服。

方解： 方用生石膏、黄芩清泻阳明之胃热；金银花、连翘、大黄清热解毒；生地黄、牡丹皮凉血清热；升麻祛风解毒，载药上行；细辛、薄荷祛风止痛；青皮疏畅气机；甘草调和诸药。诸药合用，共奏清热凉血、祛风止痛之功。

主治： 各种牙痛。

附记： 临床屡用，疗效满意。

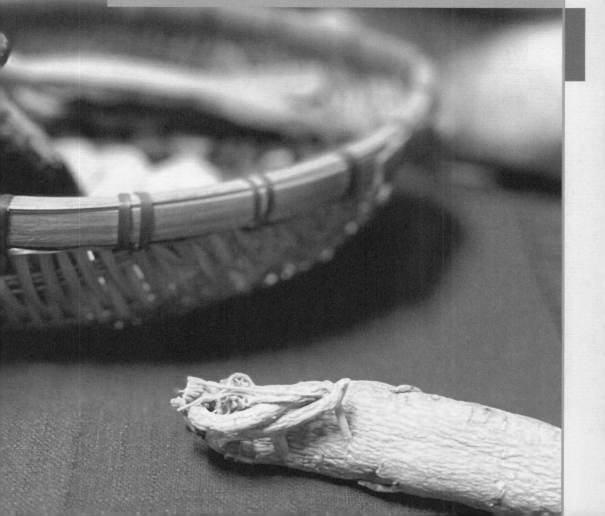

第四章
骨伤科疾病特效处方

颈椎病

颈椎病的颈、肩、臂痛等症多属中医的痹证，多是由于外伤或气血虚衰、感受风寒湿邪所致，而头昏、目眩、耳鸣等症则多与痰浊、肝风、虚损密切相关。治宜温经通络、活血止痛、祛风除湿、除痹逐瘀。

加味葛根汤　　祛风散寒，温经通络

方源：《名医治验良方》（焦树德方）

方歌： 加味葛根用桂枝，麻黄姜草片姜黄，羌活赤芍红花入，再加茯苓制附子。

组成： 葛根、茯苓各15克，桂枝、赤芍各12克，麻黄、炙甘草各5克，片姜黄、羌活、红花各10克，生姜2片，附子6克。

用法： 水煎服。

方解： 本方系由葛根汤去大枣，赤芍易白芍，加片姜黄、羌活、红花、茯苓、附子而成。葛根汤实为桂枝汤加麻黄、葛根。加麻黄配桂枝而发太阳经之汗，以散风寒而解表；君葛根于桂枝汤中，而解阳明经肌表之邪，以除项背强。因太阳与阳明合病，且风寒之邪较重，用药亦不能只治太阳，而要同时着眼在阳明，以防邪气内侵。故方中以葛根汤祛在表之风寒；配以红花、赤芍活血通络；附子、片姜黄温经散寒，通络止痛；羌活祛风湿；茯苓渗湿健脾；炙甘草温中而调和诸药。诸药合用，共奏祛风散寒、温经通络、活血止痛之功。

主治： 颈椎病。症见后头隐痛、项背牵强、肩臂疼痛酸麻等。

加减： 临床应用，可随症加减。

除痹逐瘀汤

祛风除湿，化痰通络

方源：李宝顺《名医名方录》（第二辑，吕同杰方）

方歌：除痹逐瘀路路通，归芎姜黄刘寄奴，白芷灵仙白芥子，桑红羌活胆南星。

组成：当归、刘寄奴、川芎、姜黄、白芷、威灵仙各15克，路路通、桑枝各30克，红花、羌活、胆南星、白芥子各10克。

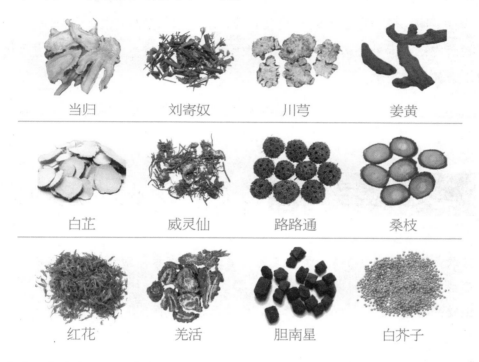

当归	刘寄奴	川芎	姜黄
白芷	威灵仙	路路通	桑枝
红花	羌活	胆南星	白芥子

用法：水煎服。早、晚分服。

方解：此因风寒痹阻，痰瘀阻络，客于颈椎，久郁不解所致。故方用白芷、威灵仙、羌活祛风除湿；配以当归、川芎、红花、胆南星、白芥子化痰逐瘀；刘寄奴、姜黄、路路通、桑枝通络除痹，散寒止痛。诸药合用，共奏祛风除湿、化痰逐瘀、通络除痹之功。

主治：颈椎病。

肩周炎

肩周炎是肩关节周围炎的简称，又名冻结肩、漏肩风、五十肩等。主要表现为肩关节疼痛及关节僵直。疼痛可为阵发性或持续性；活动与休息均可出现，严重者一触即痛，甚至半夜会痛醒。部分患者疼痛可向颈、耳、前臂或手放射，肩部可有压痛。中医学认为本病多由气血不足，营卫不固，风、寒、湿之邪侵袭肩部经络，致使筋脉收引，气血运行不畅而成；或因外伤劳损，经络滞涩所致。祛风散寒、舒筋通络、活血化瘀为其主要治法。

麻桂温经汤　　温经散寒，活血祛瘀

方源： 清代钱秀昌《伤科补要》

方歌： 麻桂温经白芷辛，桃红赤芍甘草浸；温经散寒活血瘀，损伤筋骨寒痛尽。

组成： 麻黄、甘草、红花各24克，桂枝、赤芍、桃仁、白芷各36克，细辛12克。

用法： 上加生姜、葱白，水煎服。

方解： 本方证是由损伤日久、风寒入络，经脉凝涩所致。治宜温经散寒，活血祛瘀。方中麻黄、桂枝宣发阳气、温经散寒，为君药。白芷、细辛祛风散寒，通窍止痛，为臣药。佐以桃仁、红花、赤芍活血祛瘀。使以甘草调和诸药。诸药合用，共奏温经散寒，活血祛瘀之功。

主治： 急性炎症期肩周炎。症见筋骨疼痛，活动不利，得热痛减，遇风寒加剧。

加减： 若兼湿邪者，加羌活、独活、防己、木瓜；若治腰部损伤，加狗脊、寄生、续断、杜仲。

乌头汤

温经散寒，祛风除湿

方源：汉代张仲景《金匮要略》

方歌：历节痛来不屈伸，或加脚气痛未均，芍芪麻草皆三两，五粒乌头蜜煮匀。

组成：川乌5克，麻黄6克，黄芪15克，芍药、甘草各10克。

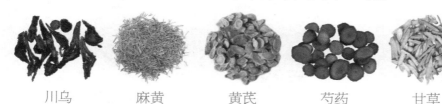

川乌　　　麻黄　　　黄芪　　　芍药　　　甘草

用法：水煎取药汁。分次服用。

方解：方中以川乌、麻黄温经散寒，宣痹止痛；芍药、甘草缓急止痛；黄芪益气固表，并能利血通痹。

主治：风寒型肩周炎。症见肩关节疼痛较剧，痛有定处，得热痛减，遇寒痛增，关节屈伸不利，肩关节不红，苔薄白，脉弦紧。

加减：可选加羌活、独活、防风、秦艽、威灵仙等祛风除湿。加姜黄、当归活血通络。寒甚者可加制附片、桂枝、细辛温经散寒。

腰椎间盘突出

　　中医把"腰椎间盘突出"归为"腰痹"的范畴，病因分内因和外因，内因是肝肾亏损，气血不足；外因是跌仆闪挫，瘀血阻络，气血不通，不通则痛。所以，中医治疗此病的原则是补肾疏肝、活血化瘀、舒筋通络。

腰突汤

活血化瘀，温经散寒

方源：《治验百病良方》

方歌：腰突汤中用麻桂，马钱乳没土鳖虫，蜈蝎僵蚕生甘草，桃红苍草灵仙投。

组成：麻黄20克，桂枝、威灵仙各30克，乳香、没药各50克，制马钱子60克，土鳖虫、蜈蚣、全蝎各40克，僵蚕、红花、桃仁各45克，苍术、生甘草各35克。

用法：将上药共研极细末，装入胶囊，每粒重0.25克。每服3～4粒，于睡前1小时服药1次，以黄酒兑少量白开水送服。首周服用3～4粒/日，无明显反应，增加至5～6粒，最多不超过7粒。1个月为1疗程。如疗效不显著，可停药5天，继服下1疗程。

方解：方用麻黄、桂枝温经散寒；乳香、没药、土鳖虫、红花、桃仁活血化瘀；配以全蝎、蜈蚣、僵蚕搜风通络止痛；制马钱子通络止痛；威灵仙、苍术祛风湿，止痹痛；生甘草解毒，并调和诸药。诸药合用，共奏活血化瘀、温经散寒、通络止痛之功。

主治：腰椎间盘突出症。

止痛散

化瘀，通络，止痛

方源:《临床验方集》(程爵棠方)

方歌: 止痛散中土鳖虫，蜈蚣全蝎乌梢蛇，再加细辛延胡索，化瘀通络止痛良。

组成: 乌梢蛇、土鳖虫、蜈蚣、全蝎、延胡索各15克，细辛9克。

用法: 上药共研细末，储瓶备用。每次服3～5克，日服2次，白酒或温开水送服。

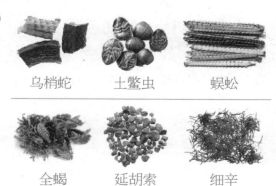

乌梢蛇　　土鳖虫　　蜈蚣

全蝎　　延胡索　　细辛

方解: 方用乌梢蛇、蜈蚣、全蝎搜风通络止痛；配以土鳖虫、延胡索理气化瘀，通络止痛；细辛温经止痛。合而用之，共奏化瘀、通络、止痛之功。

主治: 腰椎间盘突出症疼痛明显者。

桑寄生汤

益肾散瘀，蠲痹通络

方源:《治验百病良方》(张存悌方)

方歌: 桑寄生汤治腰脱，牛膝续断宣木瓜，独活桃仁红花入，蜈蚣全蝎肉桂裹。

组成: 牛膝、续断、桑寄生各30克，木瓜、独活各15克，桃仁、红花各10克，肉桂5克，蜈蚣、全蝎各2克。

用法: 水煎服。

方解: 方用续断、桑寄生、肉桂益肾养肝；配以桃仁、红花活血化瘀；蜈蚣、全蝎搜风通络止痛；木瓜、独活、牛膝祛风除湿，蠲痹通络，且牛膝引药下行，直达病所。诸药合用，共奏益肾散瘀，蠲痹通络之功。

主治: 腰椎间盘突出症伴坐骨神经痛明显者。

跌打损伤

中医治疗跌打损伤有着几千年的历史，古称"跌打损伤"为诸伤之总论，多因外力作用，或自身姿势不正确的情况下用力过猛而造成的。治疗原则为活血散瘀、行气止痛、消肿。

三黄宝蜡丸

活血散瘀，消肿止痛

方源：清代吴谦《医宗金鉴》

方歌：三黄宝蜡天竺藤，戟奴竭茶雄黄硝，归尾铅粉水银入，乳香麝香琥珀裹。

组成：藤黄120克，天竺黄、大戟、刘寄奴、血竭、儿茶、雄黄各90克，朴硝30克，当归尾45克，铅粉、水银、乳香、麝香各9克，琥珀6克。

用法：上药共研细末，用炼净黄蜡750克，烊化后，将药入内搅匀作丸，每丸重1.5克或3克。病情重者每服3克，病轻者每服1.5克，热黄酒调下，若伤重，连服数次药后，饮酒汗出更妙。

方解：方用藤黄、天竺黄、雄黄、朴硝清热解毒化痰；配以当归尾、血竭、儿茶、乳香、琥珀、刘寄奴活血散瘀；大戟、铅粉、水银、麝香解毒利水，开窍醒神。诸药合用，共奏活血散瘀、消肿止痛之功。

主治：跌仆损伤后瘀血肿痛，或瘀血奔心，神志昏迷等症。

夺命丹

活血理伤，祛瘀止痛

方源： 清代钱秀昌《伤科补要》

方歌： 夺命丹中桃红归，血竭儿茶土鳖虫，乳香没药骨碎补，大黄麝砂自然铜。

组成： 当归尾、桃仁、大黄各90克，血竭、儿茶、红花、朱砂各15克，土鳖虫75克，乳香、没药、骨碎补各30克，自然铜60克，麝香1.5克。

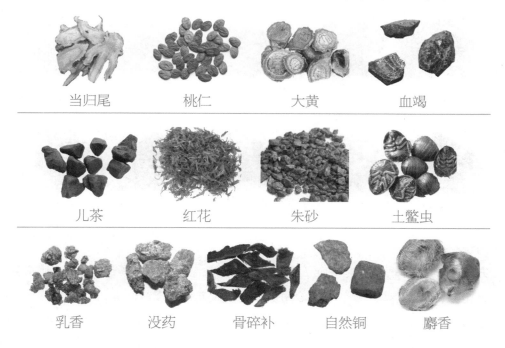

当归尾	桃仁	大黄	血竭
儿茶	红花	朱砂	土鳖虫
乳香	没药	骨碎补	自然铜	麝香

用法： 上药共研细末，以黄明胶烊化为丸，朱砂为衣。每服3克，也可去麝香、朱砂、儿茶，改用饮片水煎服，各药用量按常规剂量酌减。

方解： 方用当归尾、桃仁、红花、土鳖虫、儿茶、血竭活血破瘀；配以乳香、没药、骨碎补、自然铜接骨续筋，理伤止痛；大黄通腑散瘀；朱砂安神；麝香芳香开窍。诸药祛瘀止痛与通关开窍相合，共奏活血理伤、祛瘀止痛之功。

主治： 跌打损伤、筋断骨折、窍闭神昏、脏腑蓄瘀。

疏风养血汤

疏风养血，舒筋通络

方源： 清代钱秀昌《伤科补要》

方歌： 疏风养血用荆防，川芎羌活花粉裹，白芍秦艽薄荷入，再投红花与当归。

组成： 荆芥、防风、川芎、天花粉、白芍、秦艽、当归各9克，薄荷、红花各3克，羌活6克。

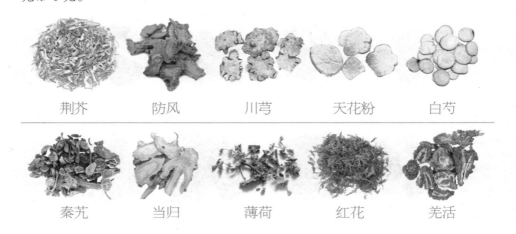

| 荆芥 | 防风 | 川芎 | 天花粉 | 白芍 |
| 秦艽 | 当归 | 薄荷 | 红花 | 羌活 |

用法： 水煎服。

方解： 方用荆芥、防风、羌活、秦艽、薄荷疏风除湿；配以当归、白芍、红花、天花粉、川芎养血活血。诸药合用，共奏疏风养血、舒筋通络之功。

主治： 损伤创伤或风邪袭络所致的筋肉酸痛、骨节牵强、肢体拘挛、体弱少力。

加减： 若见破伤严重，气血大伤，或伤后形肉瘦削，加黄芪、党参、白术、熟地黄、木瓜，并重用当归、白芍，以增强益气血的功效；肢体拘挛不用，加桂枝、木瓜等温经舒筋之品；体疲腰膝酸软，加杜仲、续断、牛膝、桑寄生等。

骨质增生

　　骨质增生是一种常见的骨质不同程度的增生性改变，又称为退变性关节病、增生性关节炎、骨刺等。骨质增生的部位很多，包括颈椎、腰椎、膝盖骨、足跟骨等。部位不同，症状也有很大的差异，如腰椎骨质增生，腰椎及腰部软组织产生酸痛、胀痛、僵硬与疲乏感，一旦影响到坐骨神经，疼痛剧烈，向下肢放射；足跟骨质增生时，脚底疼痛，早晨重，下午轻，起床下地第一步痛不可忍，有石硌、针刺的感觉，活动开后症状减轻。本病属中医的"骨痹"范畴，治疗时亦滋补肝肾、活血通络、除寒散寒。

坎离砂　　祛风散寒止痛

方源：《中药制剂手册》

方歌：坎离砂中附铁砂，归红麻姜桂枝佳，荆防芷膝透骨草，羌独木瓜生艾绒。

组成：麻黄、当归尾、附子、透骨草、红花、干姜、桂枝、牛膝、白芷、荆芥、防风、木瓜、生艾绒、羌活、独活、铁砂各等分。

用法：外用。上药用醋、水各半熬成浓汁，再将铁砂炒红后，搅拌制成。用时加醋10～15毫升拌匀，装入布袋内，自然发热，敷在患处。

方解：方用羌活、独活、荆芥、防风、白芷散风祛寒；配以附子、干姜、桂枝、生艾绒、麻黄、铁砂温经止痛；透骨草、木瓜祛风湿，通经络；当归尾活血祛瘀；牛膝散瘀，并导药下行。诸药合用，共奏散寒止痛之功。

主治：肩周、腰腿疼痛、关节疼痛、得寒加剧、得温则止、扭伤等。

附记：本品用醋拌和，宜用布包裹二层后敷于患处，以免过热，难以忍受。局部红肿者，忌用。

骨刺丸

益肾散瘀，温经止痛

方源：《现代难治病中医诊疗学》

方歌：骨刺丸中熟地黄，碎补马钱肉苁蓉，乳没川芎三七入，再加一味鸡血藤。

组成：熟地黄、骨碎补、炙马钱子、鸡血藤、肉苁蓉各60克，三七、乳香、没药、川芎各30克。

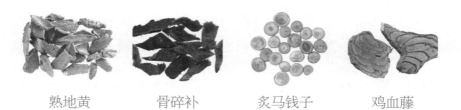

| 熟地黄 | 骨碎补 | 炙马钱子 | 鸡血藤 |

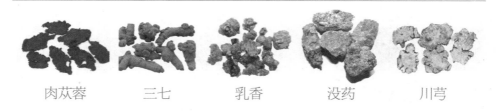

| 肉苁蓉 | 三七 | 乳香 | 没药 | 川芎 |

用法：上药共研细末，炼蜜为丸，每丸重6克，每日早、晚各服1丸，3个月为1疗程。

方解：方用熟地黄、骨碎补、肉苁蓉益肾壮骨；配以鸡血藤、三七、乳香、没药、川芎活血散瘀；更妙在一味炙马钱子温经通络，消刺止痛。诸药合用，共奏益肾散瘀，温经止痛之功。

主治：骨质增生。

骨折

　　骨的完整性遭到破坏或连续性中断时，称为骨折。按外伤造成的后果，分为闭合性骨折、开放性骨折；按骨折程度，可分为不完全骨折（仍有部分骨质相连）和完全骨折（骨质完全离断）。骨折发生后，应及时就医。骨折固定期应遵医嘱定期复查。

治伤消瘀丸　　消瘀退肿

方源：叶显纯《常用中成药》

方歌：治伤消瘀马土鳖，乳没麻姜自然铜，香附蒲黄五灵脂，桃红泽兰赤芍。

组成：马钱子（炒、炙）、土鳖虫（炒）、自然铜（煅，飞）、麻黄各300克，干姜、制香附、蒲黄、红花各200克，桃仁、赤芍、泽兰、五灵脂各150克。

用法：上药共研细末，水泛为丸，如梧桐子大。每服6～12粒，日服2～3次，开水送服。

方解：方用马钱子通络止痛，散结消肿；麻黄宣通气血；配以桃仁、红花、赤芍、泽兰、五灵脂、蒲黄、乳香、没药活血祛瘀，散肿止痛；自然铜、土鳖虫续筋接骨；制香附理气；干姜散寒。诸药合用，共奏消瘀退肿之功。

主治：骨骼与关节损伤、瘀肿疼痛。

一盘珠汤

活血散瘀止痛

方源:《中西医结合治疗骨与关节损伤》

方歌: 李氏祖传一盘珠,接骨续损显威力;续断生地广木香,红花泽兰当归草;黄苏赤乌广三七,乳没功在行滞气。

组成: 当归、赤芍、生地黄、泽兰叶、苏木、乌药各12克,续断15克,广木香、红花、广三七、大黄、甘草各6克,制乳没9克。

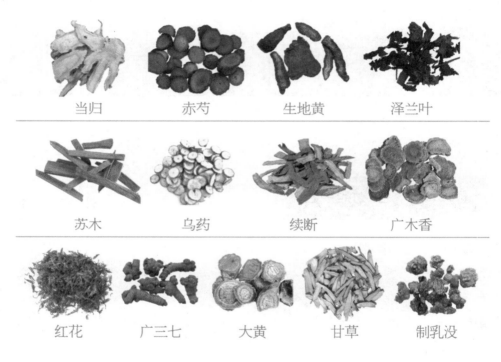

| 当归 | 赤芍 | 生地黄 | 泽兰叶 |

| 苏木 | 乌药 | 续断 | 广木香 |

| 红花 | 广三七 | 大黄 | 甘草 | 制乳没 |

用法: 水煎服。

方解: 本方以桃红四物汤为主要成分。桃红四物汤中以白芍改赤芍、熟地黄改生地黄,具行血而不伤正气,活血而能生新血之妙。续断治血理伤,为疏通气血筋骨之要药。广三七、泽兰叶、苏木、制乳没诸药均为活血化瘀,消肿止痛之佳品。广木香、乌药为行气止痛之良药。大黄清热消瘀,引瘀血下行;甘草缓急止痛,调和诸药。诸药合而用之,不仅能行血分瘀滞,亦可散气分郁结,活血祛瘀无伤血之虑,行气理气无燥热之弊,瘀去气行,诸症自愈。

主治：用于跌打损伤、骨折、脱位、急性软组织损伤、局部肿胀、疼痛、功能障碍等。

加减：上肢伤加桑枝9克，桂枝9克，千年健9克；下肢伤酌加木瓜12克，牛膝12克，独活9克，五加皮12克；胸部伤加枳壳9克，桔梗9克，木香6克，郁金9克；背部伤酌加乌药12克，威灵仙9克，狗脊9克，虎脊骨9克；腰伤加杜仲9克，破故纸9克，大茴香9克，巴戟天9克；小腹伤加小茴香6克，金铃子9克，木香9克；胸胁伤加柴胡9克，青皮9克，龙胆草9克，白芥子6克；腹部伤加大腹皮9克，吴茱萸9克，枳实9克，槟榔9克；足跟伤加紫荆皮9克，升麻9克，苏木6克，柴胡9克。

补肾养血汤

补肝益肾，养血强筋

方源：清代赵濂《伤科大成》

方歌：补肾养血熟地黄，菟脂丹参茺蔚归，杜枸白芍山茱萸，红花核桃肉苁蓉。

组成：熟地黄、补骨脂、菟丝子、丹参、茺蔚子各9克，枸杞子4.5克，当归6克，杜仲、白芍、山茱萸、肉苁蓉各3克，红花1.5克，核桃肉12克。

用法：水煎服。

方解：方用熟地黄、补骨脂、菟丝子、肉苁蓉、杜仲、核桃肉补肾；配以当归、白芍、丹参、红花、茺蔚子、枸杞子、山茱萸养血活血，补益肝肾。诸药合用，共奏补肝益肾、养血强筋之功。

主治：习惯性关节脱位。症见腰腿酸痛、舌质偏淡、脉细。

加减：临床应用，可随症加减。

股骨头坏死

股骨头坏死，又称股骨头缺血性坏死或股骨头无菌性坏死。它以髋关节疼痛、跛行为主要临床表现。中医治疗该病以疏通骨中络脉为治法，选用一些透达骨络的中药内服、外敷，就可以从根本上改变股骨头的血运状态，再适当配合益肾中药就能在股骨头血运改善的基础上，刺激成骨细胞和破骨细胞的活跃，促使死骨吸收和新骨生长，从而较快消除股骨头坏死患者的疼痛、跛行等症状，改善其功能，促进其早日康复。

活血养骨汤　　活血理气、散寒除湿

方源：《名医治验良方》（何天祥方）

方歌：何氏养骨活血汤，碎补续断复骨康；归索郁皮理气血，肉桂怀膝力更彰；乳没独芷祛风痛，狗脊健骨效更良。

组成：当归、延胡索、陈皮、郁金、白芷、肉桂、续断、透骨草各10克，独活、骨碎补、狗脊各15克，怀牛膝6克。

用法：上药可煎汤内服，早晚服。亦可共碾为药末炼蜜为丸，每丸重10克，日服3丸。可再加乳香6克、没药6克共研细末，用白酒调外敷瘀痛处。

方解：本方当归、延胡索、乳香、没药活血祛瘀镇痛；陈皮、郁金开郁行气；骨碎补、续断、肉桂、狗脊、透骨草、怀牛膝温阳益肾，强筋壮骨；独活、白芷散寒湿、消肿痛。全方补肝肾、益气血、散寒湿、温经脉、强筋骨。

主治：股骨头骨骺无菌性坏死症。

加减：使用本方时，若气血凝滞可酌加土鳖虫、血竭；寒湿较重者可加苍术、威灵仙；病程日久，体质虚弱者可加黄芪、白术、紫河车，以健脾祛湿、补益气血。

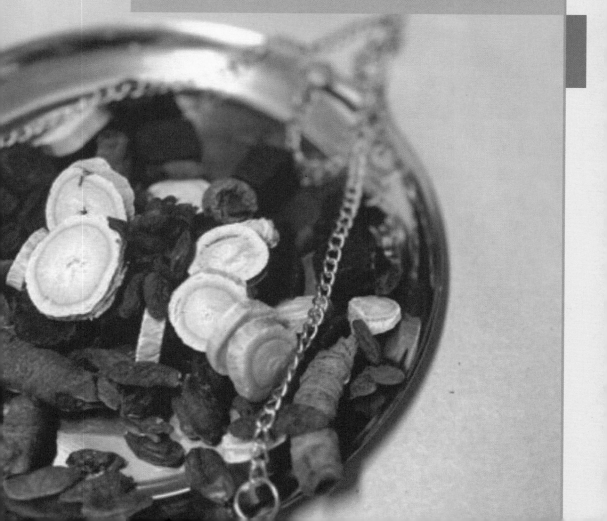

第五章
妇科疾病特效处方

月经过少

　　月经周期正常，经量明显少于既往，经期不足 2 天，甚或点滴即净者，称"月经过少"，亦称"经水涩少，经量过少"。主要病机为精亏血少，冲任气血不足，或寒凝瘀阻，冲任气血不畅，血海满溢不多而致。治疗须分辨虚实，虚证者重在补肾益精，或补血益气以滋经血之源；实证者重在温经行滞，或祛瘀行血以通调冲任。

滋血汤

益气养血，调理脾胃

方源：明代王肯堂《证治准绳》

方歌：滋血汤治经衰少，精血亏虚四物疗，参芪怀茯益生化，气充血足经自调。

组成：人参、茯苓(去皮)、熟地黄、川芎、当归、白芍、怀山药、黄芪各 30 克。

用法：上药共为粗末。每服 15 克，用水 220 毫升，煎至 150 毫升，去滓，温服。

方解：方中熟地黄、当归、白芍、川芎补血调经；人参、黄芪、怀山药、茯苓补气健脾，益生化气血之源。合而用之，有滋血调经之效。

主治：血虚型月经过少。症见经来量少，不日即净，或点滴即止，经色淡红，质稀，头晕眼花，心悸失眠，皮肤不润，面色萎黄，舌淡，苔薄，脉细无力。

加减：若心悸失眠者，酌加炒枣仁、五味子；脾虚食少者，加鸡内金、砂仁。

通瘀煎

活血祛瘀，行气止痛

方源：明代张景岳《景岳全书》

方歌：景岳全书通瘀煎，活血顺气功效专，归尾红花山楂泽，乌青木附香字含。

组成：当归尾9～15克，山楂、香附、红花（新者，炒黄）各6克，乌药3～6克，青皮4.5克，木香2.1克，泽泻4.5克。

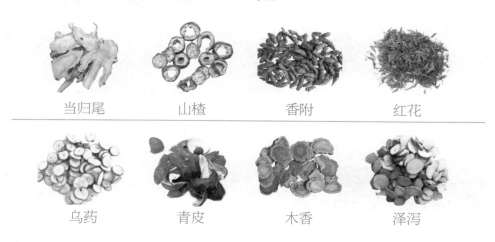

当归尾	山楂	香附	红花
乌药	青皮	木香	泽泻

用法：水煎，去滓，温服。

方解：方中当归尾、山楂、红花活血化瘀；香附理气解郁调经；乌药、青皮、木香行气止痛；泽泻利水以行滞。全方共奏活血化瘀，理气调经之效。

主治：血瘀型月经过少。症见经行涩少，色紫黑有块，小腹刺痛拒按，血块下后痛减，或胸胁胀痛，舌紫黯，或有瘀斑紫点，脉涩有力。

加减：若兼小腹冷痛，脉沉迟者，酌加肉桂、吴茱萸；若平时小腹疼痛，或伴低热不退，舌紫黯，苔黄而干，脉数者，酌加牡丹皮、栀子、泽兰。

经乱

青春期妇女，月经来后淋漓不断，或干净后又数月不行，或十天半月一行，经量或多或少，经期或短或长，没有一定规律者，称为"经乱"，又称"月经先后无定期""经水先后无定期""月经愆期"。月经以时而下的基础是肾气盛，气血足。青春期出现经乱，多与肾气不足，脾气虚弱有关。治疗以调理冲任气血为原则，或疏肝解郁，或调补脾肾，随证治之。

益母胜金丹　　　　活血调经

方源： 清代程国彭《医学心悟》

方歌： 益母胜金用当归，熟地川芎与白芍，丹参术附茺蔚子，活血调经用时多。

组成： 益母草、熟地黄各12克，茺蔚子、当归、白芍、丹参、白术、香附各9克，川芎6克。

用法： 水煎服。

方解： 方用四物汤当归、白芍、川芎、熟地黄养血活血；益母草、茺蔚子、丹参活血调经；配以香附疏肝理气，调经止痛；白术健脾益气。诸药合用，共奏活血调经之功。

主治： 月经不调或前或后、经行不畅、闭经、小腹隐痛、胸胁胀痛。

加减： 若见血热者，加牡丹皮、生地黄；血寒者，加厚朴、肉桂；潮热盗汗心烦者，加女贞子、墨旱莲、何首乌、地骨皮；脾运不健、食少便溏者，加白术、白扁豆、砂仁；心悸不寐者，加远志、五味子等。

定经汤

疏肝补肾，养血调经

方源：清代傅山《傅青主女科》

方歌：定经汤用归地芍，菟丝茯苓及山药，柴胡芥穗疏肝气，月经无定服之好。

组成：菟丝子（酒炒）、白芍（酒炒）、当归（酒洗）各30克，熟地黄（九蒸）、山药各15克，茯苓9克，芥穗（炒黑）6克，柴胡1.5克。

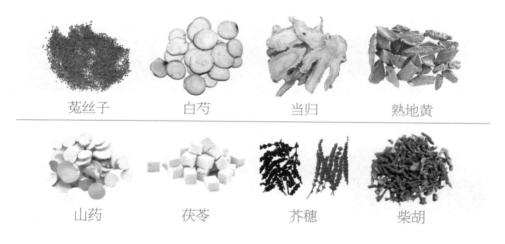

菟丝子	白芍	当归	熟地黄
山药	茯苓	芥穗	柴胡

用法：水煎服。

方解：方中柴胡、芥穗疏肝解郁；当归、白芍养血柔肝；熟地黄、菟丝子补肾而益精血；山药、茯苓健脾生血。全方疏肝肾之郁气，补肝肾之精血，肝气舒而肾精旺，气血疏泄有度，血海蓄溢正常，月经自无先后不调之虞。

主治：肝郁肾虚者。症见月经先后无定期，经量或多或少，平时腰痛膝酸，经前乳房胀痛，心烦易怒，舌黯红、苔白，脉弦细。

痛经

凡在经期或经行前后，出现周期性小腹疼痛，或痛引腰骶，甚至剧痛晕厥者，称为"痛经"，亦称"经行腹痛"。中医认为此病多由气滞血瘀、寒湿凝滞、气血亏损等所致，其治疗大法以通调气血为主。

调肝汤
补益肾水，平调肝气

方源： 清代傅山《傅青主女科》

方歌： 经后腹痛调肝汤，山药阿胶草萸当，白芍巴戟共七味，疏肝止痛效非常。

组成： 山药（炒）15克，阿胶（白面炒）、当归（酒洗）、白芍（酒炒）、山茱萸（蒸熟）各9克，巴戟天（盐水浸）、甘草各3克。

用法： 水煎服，阿胶烊化。

方解： 方中巴戟天、山茱萸补肾气，填肾精；当归、白芍、阿胶养血缓急止痛；山药、甘草补脾肾、生精血。全方共奏补肾填精养血、缓急止痛之功。

主治： 痛经。症见经期或经后小腹隐隐作痛，喜按，月经量少，色淡质稀，头晕耳鸣，腰酸腿软，小便清长，面色晦暗，舌淡、苔薄，脉沉细。

加减： 若经量少者，酌加鹿角胶、熟地黄、枸杞子；腰骶酸痛剧者，酌加桑寄生、杜仲、狗脊。

桃仁散

活血化瘀，通经止痛

方源： 唐代孙思邈《千金要方》

方歌： 桃仁散中用䗪虫，桂心茯苓薏苡仁，大黄牛膝代赭石，活血通经止痛灵。

组成： 桃仁50枚，土鳖虫20枚，桂心、茯苓各15克，牛膝、代赭石、薏苡仁各30克，大黄120克。

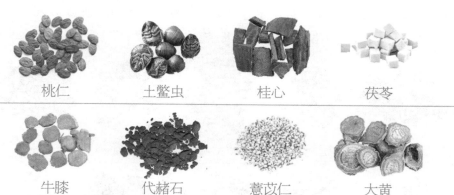

| 桃仁 | 土鳖虫 | 桂心 | 茯苓 |

| 牛膝 | 代赭石 | 薏苡仁 | 大黄 |

用法： 上药共研细末。每服2克，日服3次，用温酒调下。

方解： 方用桃仁、土鳖虫、大黄破血祛瘀导滞；配以桂心温阳散寒；茯苓、薏苡仁利湿健脾；牛膝、代赭石导药下行，降逆通经。诸药协同，共奏活血化瘀，通经止痛之功。

主治： 经来腹痛、量少有块，或癥瘕结块，或往来寒热，舌暗，脉细涩。

加减： 若见寒证明显，去大黄，加重桂心剂量；虚证明显，去土鳖虫，加黄芪、当归；气滞，加香附、郁金、柴胡。

益母丸

活血调经，祛瘀止痛

方源： 清代程国彭《集验良方》

方歌： 益母丸中益母草，当归芍药与木香，活血调经兼止痛，月经病时用时多。

组成： 益母草40克，当归5克，赤芍、木香各10克。

用法： 上药共研细末，制成丸剂，每粒4.5克，每服1丸，日服2次，温开水送服。

方解： 方用益母草活血散瘀，配以当归、赤芍活血调经；木香理气止痛。

主治： 经行腹痛或产后瘀滞腹痛、经色黯红夹有血块，舌暗红有瘀点，脉细。

镇痛笑颜丹

温经散寒，活血止痛

方源：《中国当代名医验方大全》（金梦贤方）

方歌：镇痛笑颜丹如宝，灵脂延胡乳没药，当归香附蒲黄炭，木通大枣生甘草。

组成：五灵脂炭200克，延胡索、蒲黄炭、没药、香附、当归各20克，木通10克，乳香、大枣各15克，甘草6克。

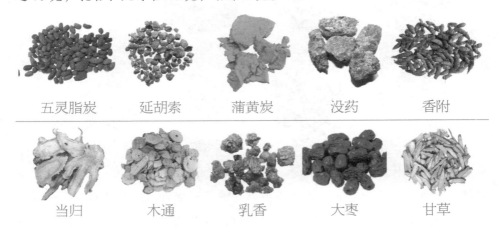

五灵脂炭	延胡索	蒲黄炭	没药	香附
当归	木通	乳香	大枣	甘草

用法：上药共研细末，酒糊为丸，如梧桐子大。每次服10克或30～50粒，每日2次，白开水送下。经期腹痛绵绵者，可用黄酒或白开水送下，每日3次。

方解：本方以蒲黄炭、五灵脂活血理气止疼，以调经水。二者均用炭者为存其用，缓其性，祛瘀而不伤正。重用五灵脂炭因其味甘无毒，气味俱厚，性专行血，故主女子血闭，味甘而温，能疗心腹冷气，并有通利血脉之功；当归、木通、甘草、大枣以养血通脉，温经散寒；木通利窍通脉；当归为血中之气药，通脉散逆；甘草和诸药，益中气；加乳香、没药、香附、延胡索温中理气，活血止疼。诸药配伍，功专温中理气，祛瘀散结，养血活血，调经止痛。

主治：寒凝血瘀型痛经。症见行经前后小腹疼痛如绞、周身不适、寒热往来、四肢厥逆、呕吐不休、甚则昏厥。

闭经

闭经是一种常见的妇科病，分为原发性闭经和继发性闭经两种。原发性闭经是指年满 18 岁以上，月经仍未来潮的症状。这种闭经以性腺发育不良多见，常与染色体异常有关。继发性闭经是指月经周期建立之后，因怀孕、哺乳等原因，又未到绝经期，月经突然停止而超过 3 个月以上仍未来潮的症状。中医认为，闭经分为虚实两类。虚证多与先天精气不足有关，加上后天有失补养所致。实证指气滞血瘀，经脉不畅，多受外邪或饮食失节所致。

小营煎　　　　　　养血滋阴

方源： 明代张景岳《景岳全书》

方歌： 山药枸杞子炙甘草，当归熟地黄白芍齐，血虚经闭源头枯，血源血室两头补。

组成： 当归、白芍（酒炒）、山药（炒）、枸杞子各6克，熟地黄6～9克，炙甘草3克。

用法： 上药用水400毫升，煮取280毫升，空腹时温服。

方解： 方中熟地黄、枸杞子、白芍填精养血，山药、炙甘草健脾以生血；当归补血活血调经。全方合用，养血为主，兼能活血通络。

主治： 血虚型闭经。症见月经停闭数月，头晕眼花，心悸怔忡，少寐多梦，皮肤不润，面色萎黄，舌淡、苔少，脉细。

十补丸

温肾助阳，养血调经

方源： 南宋代严用和《济生方》

方歌： 十补丸出济生方，肾阳虚损最为良，六味肉桂合五味，鹿茸附子壮元阳。

组成： 附子（炮，去皮、脐）、五味子各60克，山茱萸（取肉）、山药（剉，炒）、牡丹皮、鹿茸（去毛，酒蒸）、熟地黄（洗，酒蒸）、肉桂（去皮，不见火）、白茯苓（去皮）、泽泻各30克。

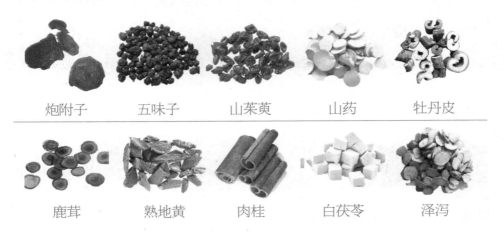

炮附子	五味子	山茱萸	山药	牡丹皮
鹿茸	熟地黄	肉桂	白茯苓	泽泻

用法： 上为细末，炼蜜为丸，如梧桐子大。每服70丸，空腹时用盐酒或盐汤进下。

方解： 方中鹿茸、炮附子、肉桂温肾壮阳，填精养血；熟地黄、山茱萸补肾益精血，更助以山药资生化之源；少佐以泽泻、白茯苓渗湿利水，牡丹皮清泄虚火，与温肾药配伍，使补而不滞，温而不燥；五味子助肉桂引火归原，纳气归肾。全方温肾助阳，滋养精血，肾气旺盛，任冲通盛，月事以时下。

主治： 肾阳虚证闭经。症见月经初潮来迟，或月经后期量少，渐至闭经，头晕耳鸣，腰痛如折，畏寒肢冷，小便清长，夜尿多，大便溏薄，面色晦暗，或目眶黯黑，舌淡、苔白，脉沉弱。

四物益母丸

补血调经，祛瘀生新

方源：《全国中药成药处方集》

方歌：四物益母熟地黄，白芍川芎益母膏，补血调经祛瘀血，药少力专效称佳。

组成：熟地黄20克，白芍、川芎各5克，益母草膏40克。

用法：上药制成丸剂。每服6克，膏剂，每服15克，

方解：方用熟地黄、白芍、川芎滋阴活血，补血调经；配以益母草膏活血调经。合而用之，共奏补血调经、祛瘀生新之功。药仅4味，其效不凡。

主治：月经不调或经闭不行，或经行腹痛，经量少而色淡，产后恶露淋漓，小腹疼痛，舌淡、苔薄，脉细。

加减：改作汤剂，临床如见心悸、头晕、眠差等血虚明显者，加鸡血藤、大枣、酸枣仁；肾虚腰腿酸软，加菟丝子、川续断、桑寄生；经行胁痛乳胀、小腹胀痛者，加川楝子、柴胡、小茴香、乌药。

丹溪治湿痰方

豁痰除湿，活血通经

方源：元代朱丹溪《丹溪心法》

方歌：丹溪治湿痰二术，半夏茯苓滑香附，川芎当归活气血，豁痰除湿一并除。

组成：苍术、白术、半夏、茯苓、滑石、香附、川芎、当归（原书未注明用量）。

用法：水煎服。

方解：方中苍术、半夏燥湿化痰；白术、茯苓健脾祛湿；滑石渗利水湿；当归、川芎、香附行气活血。痰湿去则冲任、血海自无阻隔，而获通经之效。

主治：痰湿阻滞型闭经。症见月经停闭数月，带下量多，色白质稠，形体肥胖，或面浮肢肿，神疲肢倦，头晕目眩，心悸气短，胸脘满闷，舌淡胖、苔白腻，脉滑。

加减：若胸脘满闷者，酌加瓜蒌、枳壳；肢体浮肿明显者，酌加益母草、泽泻、泽兰。

崩漏

　　妇女不在行经期间阴道突然大量出血，或淋漓下血不断者，称为"崩漏"，前者称为"崩中"，后者称为"漏下"。若经期延长达2周以上者，应属崩漏范畴，称为"经崩"或"经漏"。中医认为本病多由肾虚、脾虚、血热、血瘀、损伤、冲任不能制约经血而使其非时妄行。治疗既要重视止血之先，又要调养血止之后，切不可血止则盲目乐观，放弃治疗与调养。

育阴汤   滋肾益阴，固冲止血

方源： 韩百灵《百灵妇科》

方歌： 熟地山药山茱萸，白芍阿胶炒地榆，龟甲牡蛎海螵蛸，续断寄生养阴齐。

组成： 熟地黄、山药、续断、桑寄生、山茱萸、海螵蛸、龟甲、牡蛎、白芍、阿胶、炒地榆（原方未注明用量）。

用法： 水煎服。

方解： 熟地黄、山茱萸、续断、桑寄生补肾益精；龟甲、牡蛎、海螵蛸育肾阴、固冲任，涩精止血；山药补脾阴，白芍敛肝阴，阿胶养血滋阴也能止血，炒地榆凉血止血。全方既滋肾益阴，又固冲止血。

主治： 崩漏。症见经血非时而下、出血量少或多、淋漓不断、血色鲜红、质稠，头晕耳鸣，腰酸膝软，手足心热，颧赤唇红，舌红、苔少，脉细数。

清热止血汤

凉血祛瘀

方源：《妇产科学》

方歌：清热止血生地黄，归炭白芍丹皮裹，槐花旱莲仙鹤草，蒲黄再配炭大黄。

组成：鲜生地黄30克，当归炭、仙鹤草各12克，生白芍、牡丹皮、槐花、墨旱莲、炒蒲黄、大黄炭各9克。

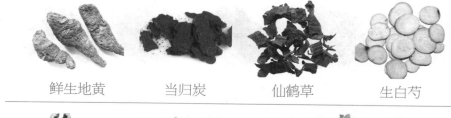

| 鲜生地黄 | 当归炭 | 仙鹤草 | 生白芍 |

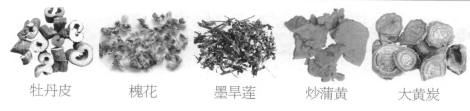

| 牡丹皮 | 槐花 | 墨旱莲 | 炒蒲黄 | 大黄炭 |

用法：水煎服。

方解：方用鲜生地黄、牡丹皮、槐花、仙鹤草清热凉血；配以当归炭、炒蒲黄、大黄炭活血祛瘀，且大黄炭还有凉血止血之功；佐以生白芍、墨旱莲养阴敛阴。合而用之，共奏凉血祛瘀之功。

主治：崩漏。症见经血非时而下，出血量多，色鲜红有块，腹痛，舌红苔黄，脉数。

加减：若见血热甚，加黄连、黄柏、栀子；血瘀甚，加桃仁、红花、三七；气虚，加太子参、黄芪、白术；腹痛剧烈，加乳香、没药、五灵脂；有炎症，加红藤、败酱草、金银花、虎杖；有肿块，加夏枯草、牡蛎、鸡内金。

加减归脾汤

方源：《名医名方录》（王云铭方）

方歌： 王氏加减归脾汤，脾虚崩漏用之良；参术归芪阿胶草，远志枣仁陈皮裹；棕榈血余炒成炭，加水适量共煎尝；临床见症酌加味，补脾摄血功效彰。

组成： 党参、炒酸枣仁、阿胶（可烊化，分2次服）各15克，黄芪、棕榈炭各30克，血余炭、白术、炒远志、陈皮、甘草各9克，当归6克。

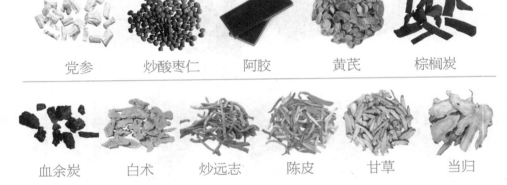

| 党参 | 炒酸枣仁 | 阿胶 | 黄芪 | 棕榈炭 |
| 血余炭 | 白术 | 炒远志 | 陈皮 | 甘草 | 当归 |

用法： ①先将药物用冷水适量浸泡1小时，浸透后煎煮。首煮武火（温度较高），煎沸后文火（温度较低），煎20～25分钟，二煎武火煎沸后文火煎15～20分钟。煎好后两煎混匀，总是以250～300毫升为宜，每日服1剂，每剂分2次服用。早饭前及晚饭后1小时各温服1次。②连服5～10剂为1个疗程，待至下次月经来潮时，原方如法再服1个疗程。

方解： 方中党参、黄芪补气升阳健脾为主；白术、甘草甘温益气，助主药以资气血之源；当归、炒酸枣仁、阿胶、炒远志补血宁心亦当为辅臣；陈皮理气、燥湿两种功效以调理脾胃气机；棕榈炭、血余炭收敛止血以塞流。

主治： 崩漏之脾虚型。症见阴道骤然下血或漏下不止、血色鲜红或浅淡，小腹胀痛，食少便溏，心慌气短，倦怠乏力，腰部酸痛，面色浮黄，舌淡、苔薄，脉细数等。

加减： 临证时若遇血色红、口干脉数者，加地榆炭30克；血色暗有块，舌有瘀丝瘀斑，脉沉弦者，加三七粉6克（分两次冲服）。